U0332456

EMOTIONAL INHERITANCE

创伤遗传：心理咨询师和她的11位来访者

[以] 加利·阿特拉斯 (Galit Atlas) ————— 著　赵　雪 ————— 译

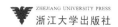

ZHEJIANG UNIVERSITY PRESS
浙江大学出版社

"当那些时日，人们不再说：父辈吃了葡萄，孩子的牙酸倒了。"

《耶利米书》31:29

自序 心灵的印迹

每个家庭都携带一些创伤历史。每个创伤都以独特的方式存在于家庭中，下一代在出生前就已留下情感印记。

在过去十年中，当代精神分析和实证研究拓展了关于表观遗传学和遗传性创伤的文献，调查创伤以不同方式代代相传，留在我们的思想和身体中，成为我们的一部分。在研究创伤的代际传递时，临床心理学家调查了我们的祖先怎样把创伤作为情感遗产，在我们及后代的思想中留下痕迹。

创伤遗传不仅包括我们父母、祖父母和曾祖父母拒绝谈论的经历，也包括他们影响我们生活的方式。这些秘密阻止我们充分发挥我们的潜力。它影响我们的精神和身体健康，在我们所想和所能之间创造鸿沟，阴魂不散。写作这本书，我试图介绍过去、现在与未来之间的连接，并且发问：接下来我们该怎样做？

从很小的时候开始，我和我的兄弟姐妹就懂得什么是禁语。我们从不谈及死亡。我们尽量不提性，知道最好不要太伤心、太生气或失望，当然绝不能太吵。我的父母从未表露任何不开心，他们信奉乐观主义。当他们提起自己的童年时，都是美丽的画面，他们掩饰创伤、贫穷、种族主义和移民带给他们的痛苦。

　　我的父母双方都是很小的时候就随他们的家庭抛下所有一切移民到以色列的。我的父亲来自伊朗，母亲来自叙利亚。他们各自有六个兄弟姐妹，从小在贫民区长大，生活的艰辛不仅来自贫穷，还有种族歧视，因为在上世纪五十年代，他们在以色列属于"劣等民族"。

　　我了解到父亲出生前曾有两个姐姐，在幼童时期患病夭折，父亲在他婴儿时期也很孱弱，差点活不下去。他的父亲——我的祖父——出生就失明，需要我父亲和他一起工作，在街上卖报纸。我小时候就知道父亲没上过学，他从七岁开始就工作养家。他教会我努力，因为他渴望我获得他曾经望尘莫及的良好的教育。

　　和父亲一样，我的母亲在婴儿时期也曾患病，有生命危险。她最年长的哥哥在十岁时早夭，对整个家庭是巨大的打击。母亲对童年没有什么印象，所以很长时间里我都不知道这些故事。我猜我的父母可能都从未意识到他们有如此相似的经历，疾病、贫穷、早逝和羞耻竟是默默把他们连接在一起的纽带。

　　和其他家庭一样，我们的家庭也像串通好了，默认避而不谈是消除不愉快最好的方式。他们曾经的信条是：如果你不记得，它就不会伤害到你。但如果你不想记得的事情，不管你多么努力，还是被记住了呢？

　　我是他们的第一个孩子，他们的创伤历史曾经活在我的身体里。

我是伴随战争长大的，和我一样大的孩子都时常感到恐惧，但并不完全明白其实我们成长在纳粹大屠杀的阴影下，残暴、死亡和无尽的哀痛是我们的民族遗产。

赎罪日战争（the Yom Kippur War）[1] 爆发时我才两岁，那是自 1948 年开始的第五次战争。战争爆发的当天，我妹妹出生了。和其他所有男人一样，父亲被招入军队。母亲自己去医院生妹妹，我被留给了邻居。大家都没想到以色列会遭受如此大规模的侵袭，许多受伤的士兵都涌到医院，没有地方留给临盆的女人。母亲们被挤到走廊上。

我对那场战争没什么印象，就像孩童时期的许多记忆一样，那些似乎都很正常。接下来的几年，学校每个月都会有"战争演习"。我们这些孩子们练习安静地走到避难处，因为可以玩棋盘游戏而不用学习，我们都很高兴，谈笑着导弹可能会发射或者恐怖分子会带着武器把我们抓起来。大人给我们的教育是没有什么困难是处理不了的，危险是生活中很正常的一部分，我们只需要勇敢、有幽默感。

在学校里我从不会害怕；只是晚上我会担心，全国有那么多房

---

1 第四次中东战争，又称赎罪日战争，发生于 1973 年 10 月 6 日至 10 月 26 日。战争双方是以色列和埃及 – 叙利亚联军。

子，某个恐怖分子会专门来到我们家，我没办法挽救我的家人。我想过纳粹大屠杀时所有好的藏身之处：地下室、阁楼、图书馆后面、衣柜里。关键是要保持安静。

但是我很难安静。我从十几岁开始玩音乐，曾经认为自己唯一想要的就是制造"噪声"，被听到。当我站在台上的时候，音乐充满着魔力。我不能大声讲出来的东西可以用音乐表达。那是我对无声的抗争。

1982 年，黎巴嫩战争（the Lebanon War）[1] 爆发，当时我已到了懂事的年龄，明白灾难降临了。学校纪念墙上的名字越来越多，这一次包括我们认识的年轻人。失去儿子的家长在纪念日典礼来到学校。我很骄傲能为他们演唱，直视他们的双眼，保证我不会哭，不然我会毁了那首歌，别人会取代我在麦克风后面的位置。《和平之歌》（Shir La Shalom）是以色列最有名的歌曲之一，每年的典礼我们都以它压轴。我们打心眼里呼唤和平。我们渴望崭新的开始和自由的未来。

小时候父母总说：等孩子们长到十八岁需要入伍的年龄，战争就会结束。但直到现在，这一天都没有到来。我以声乐兵的身份入

---

1 第五次中东战争，又称黎巴嫩战争，爆发于 1982 年 6 月 6 日。这是自第四次中东战争以来，以色列和阿拉伯国家之间最大的一次战争，战争期间发生了由以色列支持的黎巴嫩基督教长枪党民兵组织对巴勒斯坦难民的贝鲁特大屠杀。

伍，祈祷和平，跟着军队从一个基地辗转到另外一个基地，穿过封锁为士兵们唱歌。海湾战争（Gulf War）[1]爆发的时候我已经是一个十九岁的军人了。

巡演的时候我们摇滚乐的声音特别大，大得我们得留心不要错过警笛的声音，以便能有时间跑回避难所带上防毒面具。有一段时间我们决定不去管什么面具或者避难所，每次警笛一响，干脆就跑到房顶上，这样能看到从伊拉克射过来的导弹，猜它们会降到哪里。每一次雷鸣般的爆炸结束后，我们会继续玩音乐，玩得声音越发震耳。

我们为士兵唱歌，他们有的是我们童年的玩伴、邻居或者亲人。每当他们流泪的时候——实际上他们经常流泪——我能感到用我的真心表达出那些难以言说的东西，由此打动另外一颗心的力量。我们的音乐宣泄了许多没有人能大声讲出来的东西：我们恐惧，但是甚至我们自己都不能对自己承认这样的恐惧，我们还那么年轻，我们想回家，想恋爱，想远行。我们渴望正常的生活，但是我们连正常是什么样子都不确定。玩音乐想唱就唱是有意义的，它解放自我。那是我打开自己内在的创伤遗传，寻求真相之旅的起点。

---

1 海湾战争，是美国领导的联盟军队于 20 世纪 90 年代为恢复科威特主权、独立与领土完整并恢复其合法政权而对伊拉克进行的一场战争，是冷战结束后的第一场大规模武装冲突。

后来，多年之后，我离开家乡，搬到了纽约，开始研究所有难以言表的东西——那些尘封的记忆、感受和完全在意识之外的欲望。我成为探索潜意识的精神分析师。

对大脑的分析就像是一个神秘故事，是一项侦查活动。众所周知的弗洛伊德是研究潜意识的神探，他热衷于福尔摩斯，家里收藏了大量侦探小说。在某种程度上，弗洛伊德也借用福尔摩斯的方法：搜集证据，搜寻表面现象内在的真相，寻找隐藏的事实。

我和我的来访者也像侦探一样按图索骥，我不仅要聆听他们所说的，还要观察谈话之间我们都不熟悉的停顿。这是一个微妙的过程，收集儿时记忆、所说所做，倾听遗漏的部分、没讲的故事，寻找线索，把点滴拼凑起来。我们追问：到底发生了什么？当事人是谁？

心灵的秘密不仅包括我们自己的生活经历，也包括我们毫无觉知地携带着的——几代人遗传下来的记忆、情感和创伤。

*

第二次世界大战结束后，精神分析师开始研究创伤对下一代的影响。那时许多的心理咨询师都是逃离欧洲的犹太人。他们的患者是纳粹大屠杀的幸存者或者幸存者的后代——那些潜意识里携带着祖先痛苦痕迹的孩子。

从二十世纪七十年代开始，神经科学印证了精神分析学的发现，幸存者的创伤——即使那些他们从不提及的最隐蔽的秘密——对他们的下一代和下下一代的生活也有实际的影响。那些相对较新的研究侧重于表观遗传学以及基因表达的非遗传影响和修饰。他们分析创伤幸存者后代的基因怎样变化，同时研究环境，尤其是创伤，怎样以不同的方式在人体基因里留下化学印记并遗传给下一代。实证研究强调了压力荷尔蒙在大脑发展过程中的重要作用，创伤因此通过生物学机制从一代传给下一代。

西奈山依坎医学院的创伤压力研究学（Traumatic Stress Studies）主任瑞秋·耶胡达博士（Dr. Rachel Yehuda）及其团队的大量研究表明，纳粹大屠杀幸存者的后代皮质醇水平较低，而恰恰是这个激素，帮助身体在创伤后修复。调查表明，纳粹大屠杀幸存者的后代具有和同龄人不同的压力荷尔蒙特征，可能使他们更容易患焦虑症。研究发现，纳粹大屠杀幸存者、被奴役者、退伍军人和经历过重大创伤父母的健康后代，在经历创伤或目睹暴力事件之后，更有可能表现出创伤后应激障碍综合征（PTSD）[1]的症状。

从进化论的角度看，这些表观遗传变化可能是为了在生理上做准备，以使孩子适应他们父母经历过的相似的环境，帮助他们生存下去。但事实上，即使他们没有亲身经历过创伤，也会更容易出现创伤症状。

这个结果对我们这些研究人类思维的人来说并不意外。在临床实践中，我们能看到创伤性经历侵入下一代的心理，以难以理解和出人意料的方式表现出来。我们所爱的人和养育我们成长的人住在我们心里；我们经历他们情感上的痛苦，我们梦到他们的记忆，我们知道那些没有直接传递给我们的东西，而且正是这些东西，经常以我们无法理解的方式塑造我们的生活。

我们继承家庭创伤，甚至包括那些从未提及过的。出生于匈牙利的精神分析师玛利亚·托罗克（Maria Torok）和尼古拉斯·亚伯拉罕（Nicolas Abraham）在巴黎为许多纳粹大屠杀幸存者及他们的子女提供咨询，他们经常用"幽灵"（phantom）这个词描述第二代感受他们父母重创和失落的多种方式，即使父母对这些从未提及。父

---

1 指人在经历过情感、战争、交通事故等创伤事件后产生的精神疾病。常见症状包括：反复体验创伤事件（如噩梦、闪回及痛苦的想法），回避与创伤事件相关的唤起线索，思想和情绪产生消极变化，以及反应过度（包括紧张不安、容易受惊、睡眠困难、容易发怒、注意力不集中等）。

母从未消化过的创伤会传给孩子，这些感受是住在孩子身体里的"幽灵"，是避而不谈和无法言表的鬼魂。我们遗传的正是这些"幽灵"般的经历，不完全活跃，但也不是不存在。它们用肉眼可见的、实实在在的方式入侵我们的现实；它们赫然耸现，留下痕迹。我们知道它们，能感受到，但不一定总能找到它们的源头。

《创伤遗传》这本书融入许多来访者的描述和我自己私人的故事，有爱，有痛，有个人的和民族的创伤，穿插精神分析学视角和最新的心理研究发现。本书描绘许多定位"幽灵"的方式，那些过去的"幽灵"拖累我们，干扰我们的生活。任何我们没有清晰认知的东西都会架在我们之间［在我和路易斯·艾伦（Lewis Aron）合著的《戏剧性对话》（*Dramatic Dialogue*）一书中，我们用当代精神分析模型介绍这些不断发展的重现过程］。他们存在于我们心中、我们身体里，以我们所谓的症状显现出来，头痛、强迫症、恐慌症、失眠可能都是因为我们将之推避到内心最黑暗的角落。

我们怎样遗传、保留和消化那些我们自己不记得或者没经历过的事情呢？那些目前存在的，但是没有被完全得知的事情到底有多重要？我们真的能保守不为人知的秘密吗？我们给下一代留下的究竟是什么？

我们的一部分自我，被过去的秘密所囚禁。在释放这部分自我的过程中，上述这些问题，以及其他许多问题，都得到了探索。

*

　　本书的诞生起于沙发上，形成于我和来访者之间的私密谈话，我们不断探索创伤遗传的过程中。经他们允许，本书介绍他们以及我自己的创伤遗传：那些难以想象的创伤和隐藏的真相。我探索那些禁忌的情感，心里遗忘或忽略的记忆，还有我们所爱之人的碎片历史。正是因为对他们的爱，我们时常不允许自己真正理解或记得那些碎片。每段故事都以自己独特的方式检视过去，展望未来。当我们准备好打开尘封的遗传记忆，我们才能面对体内携带的"幽灵"。

　　在本书中，我描述遗传创伤的许多面孔，它的影响以及接下来我们应该怎样继续我们的生活。第一部分关注幸存者的第三代：祖父母的创伤怎样存在于孙辈心里。我审视禁忌之爱的秘密，出轨和它与代际创伤之间的关系。我研究性侵的"幽灵"，自杀对下一代的影响，以及潜意识中对同性恋恐惧厌恶的残留。我讨论约兰达·甘佩尔（Yolanda Gampel）的"创伤的辐射性"（the radioactivity of trauma）理论，即灾难以情感"辐射"的方式扩散到下一代的生活中。

　　第二部分的重点是父辈掩埋的秘密，探索我们出生前及婴儿期家里不堪言表的真相。即使我们不能清醒地知道那些真相，它们也在决定我们的生活。我探讨失去兄弟或姐妹之后人会怎样"冻结"，介绍"不受欢迎的"婴儿，以及他们成年时怎样憧憬死亡，也分析了军人的创伤，以及治疗关系中流露出的男性脆弱。

第三部分探求我们自己隐藏的秘密，威胁太大以致我们不想知道的事实，或者我们自己不能完全消化的事实。这里有关于母亲身份，关于忠诚与谎言、暴力、友情和痛失的故事，最后都证明即使我们通常把它小心藏在心底，但实际上还是了知的。

我们深藏秘密是为了扭曲事实以保护自己，把不愉快的信息推到我们的意识之外。因此，我们启用防御机制：我们把那些不想让自己感到矛盾的事情理想化，认同苛待我们的家长，把世界视为非好即坏，这样就可以把它安排成安全的、可以预期的。我们把自己不想感受的，或者那些让自己太焦虑而不想知道的，属于自己的东西投射给他人。

正是这样压抑情感的防御机制，让我们不把记忆当真，剥夺它们的意义。压抑让我们把记忆和它情感上的影响分离。这样，创伤在心里是一件"没什么大不了""一点都不重要"的事情。想法和感受的脱节能够保护我们，让我们感受不到那些近乎毁灭性的伤害，把创伤放在一旁不予处理。

防御对我们的精神健康是很重要的。它管理我们的情感痛苦，设计我们看自己及周边世界的视角。然而，它的保护功能也限制我们检视生活的能力，限制我们充分展现我们的生命力。那些对我们来说太痛苦，我们不能完全掌握或消化的经历也会传给下一代。正是这些难以言表的、过于痛苦的创伤，让大脑无法消化，成为我们给下一代和下下一代的"遗产"，让他们无从理解、无法控制。

这里讲述的大部分私人故事都是很久之前被掩埋的创伤，涉及的人物从不提及，许多事件也都没有完全地传达，但是令人费解的是，大家竟然都知道。也正是那些从未被提及的故事和被销掉的声音，让我们绝望。我邀请你和我一起打破这个沉默，追踪探索那些限制我们自由的"幽灵"，那些阻止我们追求梦想，让我们不能充分创造与爱、不能充分发挥我们潜力的创伤遗传。

EMOTIONAL INHERITANCE
目 录

第一部分

PART 1

我们的祖辈：过去几代人的创伤遗传

我们都有自己的幽灵。正如精神分析师玛利亚·托罗克和尼古拉斯·亚伯拉罕所写："困扰我们的不是去世的人，而是他人的秘密留给我们自己的内在缺口。"他们所指的是那些没有声音、没有画面的代际秘密和未消化的经历，仍会在我们脑海里浮现。我们携带属于父母和祖父母的情感信息，保留他们从未完全讲过的痛苦。虽然我们不知道这些创伤，但能感受到古老的家庭秘密活在我们体内。

　　本部分主要关注幸存者的第三代。视角转向纳粹大屠杀之后压抑的创伤变成了无名的恐惧，无数的故事一次又一次浮现。这里探索早期痛苦经历对下一代的影响，祖父母的性侵经历怎样影响孙辈的生活，祖父的禁忌之爱怎样出现在孙辈的头脑中。在生与死的背景下，性欲有时成为命脉，是通往活人之地的道路。我们无权知道的信息困扰我们，让我们费解，伤心欲绝。

第 1 章　婚外恋中的生与死

伊芙每星期来找我咨询两次，每次要开车一个小时。她说她讨厌开车，多想有人能帮她开，能在我办公室外面等她，之后再开车送她回家。她不需要那个人给她提供任何娱乐；他们甚至不需要交谈。对她来说，最大的希望也不过是坐在驾车人旁边听着背景音乐。

听着伊芙描述她自己安静地坐在驾车人旁边，我感到一股悲伤。我脑子里有一个画面，想象她曾经是个怎样的小女孩：努力、很乖、很安静，不打扰任何人，不惹麻烦，假装她自己不存在。

在一次咨询中，我问她最早的童年记忆是什么。她说："我五岁，在学校外面等母亲来接我，她忘了。我想着我需要在那里一直等，直到我母亲记起来。我告诉自己：要有耐心。"

咨询过程中的第一段童年记忆往往隐藏着未来治疗的主要成分。它经常勾画来访者寻求治疗的原因，并描绘出他们对自己的看法。每段记忆都隐藏着从前和随后被压抑的记忆。

伊芙的第一段记忆传达给我的是被遗忘的经历。我慢慢明白，她一个人经常被遗落，没有家长监管，她是四个孩子里最大的，家里有许多疏忽和情感死寂。

我被伊芙深深吸引。她四十多岁，深棕色的长发飘在双肩，大大的墨镜经常盖住她碧色的眼睛。她一进门就把墨镜摘掉，然后很快坐在沙发上。她用腼腆的微笑问候我，我注意到她右脸颊上的酒窝。她脱掉高跟鞋，光脚盘腿坐在沙发上。伊芙很美，有时她看着我的时候眼神像个小女孩，像是迷失了。

我不知道最后伊芙的母亲是否去接她了，我也试着想象伊芙等母亲时的感受，藏起她对母亲可能永远不会来的恐惧。

我问她，但是伊芙沉默。她不记得了。在我们的咨询中，她经常解离，盯着窗户，似乎她人在这里但是心不在焉。她的气质令人惊艳，但有时她似乎也平淡无奇。

伊芙经常表现得很疏离；她会谨慎地表达强烈的情感，并陷入长时间的沉默。

我看着她想：是否我也成了载她的司机，她生活中的成年人，会准时到达，接管她，把她带到她需要去的地方？我安静地坐着，明白她可能需要一段时间才会再看我或者说些什么。

"昨天晚上我和他在一起。"她直接开口说。"他"指的是她的情人乔西，他们每周见面几次。

晚上八点左右，他的同事离开，他打开"连我"——他们之间使用的通信方式是日本的社交软件 LINE——给她发信息，让她来他的办公室。伊芙解释说他们需要安全的沟通方式。

"乔西第一次推荐我们用这个软件的时候，我以为他说的是欺骗（lying）而不是连我（LINE）[1]。我对自己说：'这个社交软件名称真是古怪不合时宜。'"她笑了，接着又讽刺地说，"我觉得应该有一个不忠者网络，也许一个聊天群，大家在里面可以分享信息、出谋划策，就好像新妈妈群一样。有人可以靠做这个发财，你不觉得吗？数百万的人迷失困惑，不知道怎样苟且通奸。"她微笑着但看起来比任何时候都伤心。

她并不看着我说话。"我和乔西办了一个灵魂单车俱乐部的会员卡，作为我们晚上见面的托词。这是带汗回家进门直接洗澡很好的借口。"她停顿一下又说，"每次洗掉他在我身上的味道都让我伤心。我多希望伴着他的味道入睡。"

伊芙深吸一口气，好像是让自己平静下来，之后微笑着又加了一句："乔西说灵魂单车俱乐部可以靠出售'托词套餐'赚钱，大家可以用折扣价购买空会员卡。"

我以微笑回复，即使我知道这些一点都不好笑。她诙谐讲述

1　日本社交软件 LINE，类似于微信。line 和 lying 读音相近，伊芙这里听错了。

这些故事的方式中有许多痛苦、困惑、愧疚和恐惧。她突然完全投入，我能感到她情感的强烈。她有精神了，我想；也猜她是否还想继续谈她的情事。

我们第一次做咨询的时候伊芙告诉我她已婚，有两个孩子。她的女儿刚满十二岁，儿子九岁。她说她决定开始咨询是因为发生了一件特别糟糕的事情，让她意识到她需要帮助。之后她谈到了乔西。

伊芙每周都会在乔西的办公室待几晚。乔西喜欢遵循固定的习惯，于是他们也有惯例：先做爱，然后订餐，吃完之后他送她回家。

伊芙向我描述她的性生活，一开始还有些迟疑，后来细节很多。

"和乔西在一起的时候我完全失去控制。"她看着我说，确认我明白她的意思。她解释当她完全顺从时，她感到被关怀。她觉得他对她和她的身体无所不知，在他的征服之下，她可以失去控制。

"他把我带回生活，你明白吗？"她并不等待任何答案。

从一开始，生与死在伊芙的谈话中就有强烈的力量。我们开始探索性，痛苦和弥补之间的联系，以及它们和伊芙的家庭史难以解释的关联。后来我了解到，她的母亲十四岁时失去了患癌的母亲。伊芙的母亲照顾自己垂死的母亲两年时间。现在伊芙用性唤醒她自己逝去的部分。通过性爱中的顺服，她可以触碰自己想被照顾、想活出精神、修复过去创伤的渴望。

伊芙看表，穿上鞋，准备结束咨询。之后她往后靠，安静地说：

"我们结束之后乔西送我回家，我情绪激动。我爱和他做爱，我爱他送我回家。"

一段沉默之后，她几乎是悄声地说："我看着他握方向盘的样子，表情严肃，觉得他是我见过的最英俊的男人。我想亲他，但知道那样不好；毕竟我们不是在他的办公室，我们假装他是我的司机。

"他把我放到我家的几条街之外，说晚安的时候我心都碎了。我真的不想上楼，回到我生活的'高速公路'。他完全明白我的感受，不需要我说任何话，他会告诉我：'别忘了我是多么爱你。星期三我会再见到你，很快，比你想象的快。'

"我挤个鬼脸，然后他知道在我看来星期三离现在有几年那么远，在星期三到来之前，我会有许多感受和想法，他都无法参与。他说：'我在我们的软件上。我在这里，即使我没有和你在一起。'"

她戴上墨镜。"通常这时我会停止任何感受，下车。"我明白为了离开他，她要断开连接，正如她在我眼前描述这些时她又断开一次。离开前，她消失在一长段沉默中。

*

许多来访者因为我在性方面的专业写作和教学慕名而来。我见过那些因为伴侣出轨而备受打击的男男女女，也见过那些有过或者正在有婚外恋的人，还有那些已婚人的情人。他们的故事迥异、动机多样，但是所有人都承认自己深受折磨，因为他们纠结于自己的秘密或者他们身边人的秘密。

虽然我很清楚任何恋爱关系都有交易的因素，但我仍然相信爱情。我相信双方依恋的力量，相信忠贞是信任最根本的基础之一；我也明白毁灭和创造是每段关系的组成部分。我们爱某个人的同时也会恨他们，我们相信他们的同时也害怕他们带给我们伤害和痛苦。成长的目标之一是整合积极和消极感受的能力；有爱地恨一个人，爱的同时认识到失望和生气的时刻。我们越多地了解和承认自己毁灭性的冲动，也就能够越完全地爱一个人。

在某种程度上，生活总是充满张力、毁灭的愿望（毁掉爱、美好和生活本身）和厄洛斯（Eros）[1]——不仅象征性，也包括生存、创造、繁衍和爱的本能。这个张力存在于我们生活的各个方面，包

1　厄洛斯是希腊神话中的爱与情欲之神。

括我们的恋爱关系中。

心理觉知帮助我们认知这些冲动和愿望，把它们提到意识层面，这样我们可以质疑我们和前人的选择。涉及婚外恋的过程相对复杂，毁灭与死亡、生存与生活的区分不总是那么明显。

人们来咨询的很大一个原因是寻找关于他们自己的真相。调查始于我们有愿望想真正了解我们是谁，我们的父母是谁，了解的过程总会有痛苦。为什么伊芙和乔西开始这段婚外恋？为什么是现在？哪部分是因为她对生存的需要，想让自己重新活过来，哪部分是关于死亡和毁灭？她现在的生活怎样印证前几代女性的生活？她是怎样试图疗愈自己，以及她受伤的母亲和垂死的外祖母？

出轨的毁灭性在于它总会给一段感情带来伤害，即使一开始伤害并不明显。但是人们有外遇并不一定是因为他们想毁掉或离开一段关系；相反，不忠有时是为了保住婚姻。偷情通常是为了平衡两性之间的力量，或者弥补未被满足的需求。在许多情况下，虽然外遇是一种性行为，间接表达敌意和愤怒这样消极的情感，但它也是为了保护婚姻不受这些情感的影响，维持关系现状。

通过性行为，许多在婚恋中禁止的感受，尤其是攻击性，找到了它的表达方式。大家描述的婚姻之外的性行为都更有攻击性，而伴侣之间的性都更温柔和"文明"，这些没有任何不寻常。伴侣之间会下意识地不让对方感觉到攻击性，因此也让这段关系变得麻木。通常如果没有表达攻击性的空间，也不会发生性关系。

　　生活与死亡之间的辩证张力同样存在于性欲中，尤其是长期发展的两性关系。美国精神分析学家史蒂芬·米切尔（Stephen A. Mitchell）在他的《爱能持久吗？》（*Can Love Last?*）一书中分析了性生活中寻找刺激与安全的矛盾。米切尔强调浪漫、活力和性不仅让人觉得生活有意义，也是生活中值得陶冶和享受的。他认为浪漫和存在主义所讲的活着的兴奋有很大关系。随着时间的推移，浪漫的性生活很容易从一件充满活力的事情降为几乎无聊至死，因为它凭危险、神秘、刺激而让人振奋，而不是长期关系中的安全和熟悉。

　　我们能对自己觉得最安全的人一直产生欲望吗？米切尔问道。他认为正是那些安全与危险、熟悉与陌生之间的微妙平衡才是恋爱长久的秘诀。在《亲密陷阱》（*Mating in Captivity*）一书中，心理治疗师埃丝特·佩瑞尔（Esther Perel）描述了家庭生活和性欲望之间的矛盾，并且帮助夫妻打开玩耍的空间，通过创造刺激引发性欲。佩瑞尔也通过展开这方面的讨论检视出轨的复杂性。

　　精神分析调查是心中层叠纤细的微妙旅程。危险和安全，毁灭与建设，生与死，以及几代人的困境以不同方式在这些旅程中展现。

　　伊芙来咨询的时候第一次没有摘墨镜。她盘腿坐在沙发上，哭泣着。

"我把生活搞砸了，"她说，"我不知道，也许我已经把它毁了。我不知道怎么办。"

她说她的丈夫是个好男人，她对她的婚姻也还满意。

"我是真的爱我丈夫的，"她说，"我们有这么好的一个家，我的孩子们特别棒，是我一直梦寐以求的。我有我想要的全部，也许我太贪婪了。"之后她对我讲述了那一夜，那个让她意识到她的生活失控的夜晚。

"我们通常在他办公室见面，但是那个周末不一样，因为他妻子和我丈夫都不在，我们觉得那是我们在一起过夜的好机会。我们从未有过，所以我俩都既兴奋又紧张。"

她让保姆和孩子们住在家里，乔西在他办公室对面的那条街订了酒店的房间。伊芙说如果她丈夫打开那个能显示双方位置的软件，很容易就能找到她。他们今年年初下载那个软件是为了"跟踪"他们的女儿，她刚满十二岁，开始自己走路上下学。

"那个软件成了大问题，因为我意识到家里人总能看到我在哪里。我知道这很难让人相信，但是我真的讨厌撒谎。"她几乎抱歉地说。"与其撒谎，我宁愿不做任何解释。那天晚上我决定关掉手机，所以我不需要骗别人我在哪里。"她感叹，"啊，天呢！一团糟。"

伊芙停下，眼里含泪。

"我和乔西的那晚比我想象的还好。很难描述我当时的感受，因为我之前都不知道那样的感受是存在的。我们终于到了一个安静的地方，只有我们两个，我们似乎有用不尽的时光。感觉我们好像是真正的一对，完全忠于对方，身心完全契合。我们做爱好几个小时，我一直在乔西耳边悄声说：'我爱你，你让我这么这么幸福。'

"'我知道，宝贝，我也很幸福。'他说。

"'你觉得我们可以把这个地方当成我们的家吗？'我问他。我指那间小小的酒店房间，它在那个时刻如此完美。"伊芙抬头看着我，"现在我和你讲这些的时候，才意识到我把所有的愿望都寄托在那个愚蠢的酒店房间。我觉得自己真是个傻瓜。当我们躺在一起时，我把头放在他的肩膀上，什么都不想。那时任何事情都不存在。我是真的幸福。"

伊芙短暂停顿了一下。她没看我，继续说："乔西的怀抱有一些不寻常之处。可能是他的触摸。他似乎既强壮又温柔，我觉得和他在一起我可以完全失去自我。我之前从未有过这样的感觉。我猜这可能是问题所在。可能也正因此，那晚结束得如此糟糕。"她感叹。

"早晨六点我醒来，离开酒店的时候打开手机。我收到保姆十条语音信息和许多短信说儿子哮喘病发，他们在医院。我开始大哭，试着给医生打电话。我根本不能相信自己竟做出那种事情。那个时刻我意识到我的生活失控了，我遇到了大麻烦。那时我决定看心理医生。"她转向我，用绝望的语气问道："我该怎么办？告诉我。我爱他很疯狂吗？"

弗洛伊德曾写道他最不想做的事情之一就是给恋爱中的患者做咨询。对于弗洛伊德来说，爱是不理性的感受，并且恋爱中的人处于半精神病状态，脱离现实。他认为在这个阶段，患者没有能力看清任何情感现实，除了他们自己的爱和性欲，因此清醒的认知几乎是不可能的。

欧文·亚隆（Irvin Yalom）在他的《爱情刽子手》（Love's Executioner）一书开篇就讲到他也不喜欢给恋爱中的患者做咨询。他说这是因为嫉妒。"我，同样，也渴望陶醉。"他诚实地写道。

毫无疑问地，治疗师几乎像是窥视家长卧室的孩子，是见证患者情事的旁观者，是可能会感到失落和嫉妒的。然而，治疗师不会单单认同自己是个像孩子一样被排挤的局外人，他也会认同自己是局内人，恋爱的人。

当然，当爱是社会不允许的并且涉及许多道德伦理方面的禁忌时，这就更复杂了。和大多数人一样，治疗师对那样的爱也会有许多感受：他们可能会有道德矛盾，感觉愧疚，或者认同那个被出轨的伴侣；他们可能嫉妒患者可以做他们自己也想做的事情；他们可能也想让患者成为一个"更好的人"，帮他们结束婚外恋；他们甚至会有浪漫幻想，想着患者和他们的情人私奔。

我坐怀这种种复杂性聆听伊芙，意识到寻找真相的过程总是痛苦的。它逼我们慢下来检视自己的生活，用反省代替行动。婚外恋真正的意义是什么？当伊芙了解到她出轨背后的力量，她可以忍受吗？她能接受从小就携带的痛苦吗，能接受以出轨来试图减轻的痛苦吗？她能看到母亲和外祖母活在她情事中的方式吗？她能受得了这些吗？

*

伊芙之后一次来咨询的时候迟到了五分钟。

"我起晚了，差点来不了。"她走进来时说，"路上特别堵，我又找不到停车位。我想：'我需要奇迹才能到。'"

我听着她的话，猜想她是否希望来不了我的办公室，这样她就不用开始痛苦的自省过程。但是我也听到她因自己真的到达而意外，她不仅来到我们的咨询室，或许也找到了她的生活。

"对你来说，能达到你的位置可能是意外的——成为一个事业有成的负责任的成年人，有爱你的丈夫和两个孩子——也许看上去是个奇迹。"我说。

　　她微笑。"有时我也不大确定这些怎么就发生了。我不能相信这实际上是我的生活。我知道这可能听上去很肤浅，但我的长相有时都让我意外。"她说，"我曾经是个很丑的小女孩，我父母曾经常说我'长得很奇怪'。"她看着我说："但事实上现在我什么都不知道了。我觉得我正在变回曾经的那个小女孩，那个身边什么都没有、谁都没有的小女孩。我觉得我毁了自己创造的所有一切，而且不会有第二次机会了。这次我无法做到了。"

　　伊芙没有太多童年记忆。她记得自己经常一个人，在和三个弟弟同住的卧室的桌下自己玩。她曾经自己做纸人，和它们玩过家家。它们代表她希望自己有朝一日能拥有的大家庭，家里的许多孩子爱护她，也互相爱护。桌下的空间是他们的家，她曾经用床单盖住自己藏在那里，这样她可以不受任何干扰地玩她的幻想游戏。

　　"我曾经一次次地玩同一个场景。"她告诉我。

　　"那天是小女孩的生日，但是家里所有人都没对她说'生日快乐'。他们都忽视她、侮辱她、攻击她。那是她生命中最糟糕的一天，她坐在房子的角落里安静哭泣。"

　　那个场景总会以大转折结束：突然，一分钟后，一切都变了。被忽视的小女孩发现，所有这些都是误会，她的家里人瞒着她，给她计划好了惊喜派对。

　　"她发现那只不过是个游戏。"伊芙用孩子的口吻说。我明白她在告诉我她小时候是多么希望那些最后都是误会，她多么希望有一天所有都会改变。渴望转折是她童年幻想中很重要的部分。她曾经梦想她将怎样化丑陋为美丽，化绝望为希望，化无力为强大，化仇恨为喜爱，把所有死寂点燃成生命。而这些真的发生了。小女孩化身为一个美丽、强大和成功的女人。她创造了自己一直想要的家庭。但是当她女儿十二岁的时候，她突然备感虚空，似乎内心将死。

"之后我遇到了乔西。"她说。她沉默了一会儿，转眼盯着窗户外面。"他照顾我的样子好像我是个小女孩，"她说得很安静，似乎是在对自己说，"没有人像他那样照顾过我。我想象我母亲曾经也是那样照顾她的母亲的。"

我跟着伊芙的联想走进她的家庭史，走近她外祖母卧室的病榻，伊芙的母亲莎拉，当时十二岁，躺在自己的母亲身边。我意识到这也是伊芙和乔西婚外恋开始时，她女儿的年龄。

伊芙的外祖母那时已患肝癌两年。她做了放射疗法和化疗，病情短期缓解之后又卷土重来。她忍着做了几圈化疗，但病情还是越来越严重。母亲去世的时候莎拉十四岁。

"母亲和我一样，也是四个孩子里最年长的，并且是唯一的女孩。她是她母亲的主要护理人，是个负责忠诚的女儿。她告诉我她母亲曾经连续数月整日卧床高烧，她试着帮她，给她冰块和湿毛巾降温。但都不管用。慢慢地，高烧每天开始得更早，持续到更晚。我的外祖父搬到客厅睡；母亲会半夜醒来检查她的母亲，放学后跑回家看她是否有任何需要。

"最后几个星期，她母亲几乎睁不开眼；能睁开的时候，似乎会凝视太空，但实际什么都看不到。母亲不确定她的母亲是否还知道自己躺在她身边。她母亲的皮肤开始泛黄，嘴巴总是稍微张开，好像自己不能闭上。当毒素从肝扩散到大脑，她的母亲开始迷糊，有时会自己悄声说话，但总是前言不搭后语，比如她的母亲说该喂狗了，但是他们没有狗。母亲说她猜可能指的是自己小时候曾养过的狗，但她也不知道是否真的有这样一条狗。

"我觉得她一直都没从她母亲的去世中走出来，"伊芙说，"她曾多次跟我描述她母亲生命中的最后时日，似乎向我叙述能帮她更好地消化，或者她似乎需要我知道所有细节，这样她就不会觉得那么孤单。"

在母亲生命的最后几天，莎拉没去上学。她蜷缩在母亲的床上，试着听她的呼吸。母亲还活着，能听到呼吸声对她是个安慰。但是莎拉知道她不能再触碰母亲了；她的身体变得非常敏感，即使温柔的轻触都会伤害到她。

医院的护士每天都会来她家探访。一天，她把莎拉叫到另一个房间，告诉她母亲就要去世了，也许几个星期，或者几天。护士给她一个小绿本，上面写着接下来会发生什么。但是莎拉并没真的相信。她以为如果能一直躺在母亲身边，就能让母亲活下来；如果她能保证和母亲的呼吸同步，她们就能永远共同呼吸。

在莎拉十四岁生日那天，她的母亲有七次深呼吸，每一次听着都像叹息，直到最后一次。她的母亲面带微笑，但不再有生命。

伊芙跟我讲述这些的时候，似乎是在讲述她自己死去的母亲。我眼里有泪花，但她没有。她看着我，深吸一口气。她是否在确认自己还活着？

她很不舒服地动了一下。"你曾经提到我的母亲十二岁时她母亲患病，当我开始和乔西约会的时候我女儿十二岁。我从未把这两件事联系到一起。我们每次做爱，我都哭。有时我让他救我，把我带到什么地方，开车带我去远远的地方。"

"性行为会是绝望的尝试，为了疗愈我们受伤的父母和自己，这没有什么不寻常的。"我说。伊芙开始哭泣。

"这太糟糕了，"伊芙小声说，"如果女儿十二岁的时候母亲就病了，然后死了。当然我得自己挽救我的生活。"我问她对那个年纪是否有什么记忆，从她大概十二岁开始。

伊芙看着我，很意外的样子。她没有什么童年记忆。

"这很奇怪，"她说，"毕竟是我的母亲把我带大的，她和孩子们在家，但是我没有什么和她在一起的真正记忆。"她暂停下来，

盯着窗外看。我感到她一下子又离开了，只得安静地等她回来。也
正是此刻，我意识到她麻木的瞬间和外祖母的去世及其对她母亲的
影响这之间的关系。

我听到自己问出："你母亲还健在吗？"

伊芙似乎很惊讶。我们双方都知道，如果母亲莎拉去世了，她
会告诉我，但我还是问了。我的提问暗示她她的母亲在某种程度上
已经死了，在自己母亲的卧室里时就死了，也从未能成为一个称职
的母亲。

"我突然想起来了，"伊芙说，"你刚问我母亲还健在吗，我想
起了小时候最惊悚的一个画面——我甚至不知道这有什么关系——
一条死狗的画面。

"十二岁的时候，我在街上发现了一条小狗，就在我家旁边。
我抱起来抚摸它，当我把它放回街上转身回家时，它跟着我。我
记得自己当时特别高兴。我觉得那条小狗爱我，于是我把它捡起
来，试着带它回家。我知道母亲不会高兴——她从不想在家里养宠
物——但是我决定想尽办法让她同意收养这条狗。

"我记得我一进家门就倒了一杯水给狗喝，之后去找母亲。她
在床上。现在我想起来，她曾经总是在床上。"伊芙说，"啊，我从
没想到这个。"她继续说："我坐在她的床边小声说：'妈妈，我找到
了一条小狗。'"

我听着伊芙的话，想起她外祖母去世前提起的那条狗。伊芙继续说：

"母亲没睁眼，只是咕哝着说：'什么叫你找到一条狗？'

"我说：'它在街上跟着我，我觉得把它孤零零地落在那里不好。我想我们可以照顾这只小狗，然后……'

"母亲打断我，眼睛仍然闭着。'我们不要，'她说得很坚定，'从哪里捡来就把它放回哪里。'

"'但是妈妈，'我开始哭。'我不能放。这只狗没有父母；没有人照顾她。我向你保证，你不需要做任何事。所有事情都交给我，我会自己照顾它。求你了，妈妈，求你了。'

"母亲睁开眼。'伊芙，别惹我生气，'她说。'你听到我刚才说什么了吗？从哪里捡来就把它放回哪里。这个家不养狗。'"

伊芙看上去崩溃了。她开始抽噎："我没有办法，只能把狗放在外面，放回街上。第二天在我家对面的那条街上，我发现狗死了。有人说它是被车撞死的。我觉得都是因为它想跟我回家。"

伊芙哭着，我试着控制自己的眼泪。我感到她的气愤和无力，她认同那只被遗弃的小狗，和她母亲一样，也没有母亲，没有人照顾。被扔回街上的那只狗也正是儿时的她自己，一次次被抛弃，自己一个人在世上走，希望有人能收养她，彻底改变她的生活。

那只死去的狗代表她内在携带的所有死寂：她去世的外祖母，

她备受创伤的情感死寂的母亲，还有死去的自己。

法国精神分析师安德烈·格林（André Green）提出了"死去的母亲"这一表达方式，指代缺席的、经常抑郁和情感虚空的母亲。格林曾经描述过一个经历创伤的母亲，冷漠且情感死寂。他解释通常痛失亲人是母亲情感死亡的原因，因此孩子会穷极一生试着和母亲建立连接，为了让她重新回到生活中。任何惧怕抛弃的孩子都会坚持和母亲建立连接，不遗余力地和她亲近，甚至牺牲一部分自我。当他们放弃帮她重生，他们会通过放弃自己的生命力而恢复与她的连接。他们会配合母亲的死寂，因此发展他们自己的情感死寂。

代际死寂在伊芙的精神中无处不在。她携带这个情感遗传并认同死寂的母亲。她心底也感到破碎、死寂和羞愧。小时候，她试着彻底改变这个感受，因此她梦想创造生命，成为人母，有一百个孩子。她曾经计算如果她生产十次，每次生十个孩子，那生一百个孩子也是一个很可行的数字。他们可以像一窝小狗，团抱在一起。她幻想充满爱的生活，因为她纠结于层叠的死亡。

修复的愿望也浸染着伊芙的性欲。作为途径，性积极地把她带到她家庭创伤的中心。通过性行为，我们可以触碰深渊，触碰我们的悲痛、我们的绝望。

"我需要乔西按住我，然后他抚摸我，温柔地，全身。"伊芙说，"我让他尽其所能地抱紧我，把我捆在床上让我不能动，这样他无所不能。我没有办法，只能相信他会小心地安抚我的灵魂。我希望他能治愈我。"

伊芙和乔西做爱，直视死亡的眼睛，和它抗争。她强调这次她能赢，能修复所有的损伤和侮辱，她能复活，修补自己死寂的部分，她的过去，她的现在，当然，以及她的未来。她潜意识里幻想一切都可以修补原谅，这样她就能够结束这个循环，当她女儿十二岁的时候，她可以完全焕发活力。

修补是厄洛斯的动力，生命的动力。它是创造的最强元素，基于我们修复损伤和治愈我们所爱之人的愿望。因此它创造希望，让人感觉更有精神、有能力哀悼痛哭。"狂躁修复"（manic reparation）是一种更具防卫性而不大有效的修复方式。它以行动为导向，无尽重复，并且永远不会达到目标，因为它的目的是狂喜和绝对的修复。它忽略现实，因为根本没有完全崭新的开始，原谅和恢复包含着痛苦。

乔西无法修复伊芙生活中的痛失。实际上，每次他们告别时她都感到无奈，并会重温那些痛失。咨询中，伊芙意识到她相信自己完胜的那场战争其实是在重复她试图逃避的过去。她意识到自己以为能拯救她生活的东西，其实让她成为对孩子们来说缺席和死寂的母亲，因此她不仅没有修复历史，反而重复了历史。当她意识到儿子可能会死去，她必须停止这个狂躁的循环，直面现实，直面这个痛苦的真相：发生过的事情无法一笔勾销，它只能被处理和哀悼。

咨询结束时，伊芙穿上鞋，打开包，拿出钥匙，但没有马上戴墨镜。相反，她安静地坐了一分钟，随后微笑。

"你知道吗？我觉得今天我其实期待自己开车。我不确定为什么自己之前从未意识到：做司机意味着我可以选择去哪里。我可以回家，或者不回。由我做主。"

我看着伊芙离开我的办公室，自见面以来第一次对她感到充满希望。

第 2 章　唇齿之间的错乱

我收到莱拉的电子邮件的时候一点也不意外，她是我十五年前的来访者。当父母突然终止她的治疗，全家搬到西海岸的时候，她只有十岁。这些年来，我经常会想起她，想起她不寻常的故事，不知她怎么样了。当我在电子邮箱中看到她的名字时，这几乎是我期待之中的。

"我写信询问我们是否可以见面，"莱拉写道，"我现在二十五岁，想和你谈许多事情。你还记得我吗？"

不记得莱拉很难。我在纽约刚开私人诊所的时候，她是我第一个儿童患者。我为她做了两年的咨询，随后的诸多年里，每次心里想到她悬而未决的家庭状况，我都感到担心。

莱拉是我治疗过的最令人困惑的性侵案例之一。随着时间的推移，我研究性侵代际方面的特征，觉得自己对此也有了更好的理解。可能因为我一直希望与莱拉分享这些见解，我希望她能联系我。

我开始见莱拉的时候是博士研究生，我的第一个研究课题是儿童时期的性侵。

比阿特丽斯·贝比（Beatrice Beebe）是我的导师，美国哥伦比亚大学婴儿心理学研究员，她以"大多数研究都是自我研究"这一说法闻名，意指所有的心理学研究，即使我们没有意识，也都是我们为了探求了解和疗愈自己，以及养育我们之人。

刚刚开始这项研究时，我不大确定自己寻找的是什么。关于我自己和周边的世界，我真正需要知道的是什么？我自己的"自我研究"是什么？

从那之后，这也是我对辅导的每一位学生所问的问题，因为我真心相信，在心灵深处，我们总是在寻求解开自己心里的谜团。感受总是学术调查的动机，即使我们试图合理化周围世界。

匈牙利精神分析师桑多尔·费伦齐（Sandor Ferenczi）所谓的"语言的错乱"（the confusion of tongues）引发了我的研究兴趣。借用《圣经》中巴别塔[1]的故事，费伦齐提出了儿童所讲的温柔的语言与施虐者所操的激情的语言之间的混淆。喜爱和剥削的矛盾是性侵中

---

1 巴别塔的故事说的是人类产生不同语言的起源。在这个故事中，一群只说一种语言的人在"大洪水"之后从东方来到了示拿地区，并决定在这里修建一座城市和一座"能够通天"的高塔；上帝见此情形就把他们的语言打乱，让他们再也不能明白对方的意思，并把他们分散到了世界各地。

最常见的错乱，让孩子备受迷惑和折磨。施虐者并不直接威胁或恐吓孩子；他们通常表达喜爱，承诺安全，让孩子感到特别。我的研究主题是儿童游戏可以表达他们的情感经历和脆弱，我尤其喜欢记录孩子们对童话的反应，这些故事中的情感内容包含普世价值。我选择和我的年轻患者一起研究的童话是"小红帽的故事"。

在我的论文选题通过后的大概一个星期，莱拉走进我的办公室。她刚开始咨询就直接说："我知道今天我们可以做什么。"

她和我经常一起玩过家家。她让我当女儿，她当妈妈，通过角色扮演，我不仅了解也感受到在她家里做一个女儿有多痛苦。扮演一个像她一样的女儿，与父母杰德和汉娜，以及比她大九岁的同父异母的哥哥伊森住在一起，让我了解没有人可以直接告诉我的事情；而且他们所有人都困惑、恐惧。莱拉为所有人藏着一个家庭秘密。

"你想做什么？"我问。莱拉的回答出乎我的意料："我们可以一起玩小红帽吗？"

我被这个巧合惊呆了。她怎么知道这个童话是我论文的选题，而且我仅仅在上周才得到批准？

和来访者一起的经验越多，我越发领略到我们和身边的人是怎样潜意识地连接着。和莱拉在一起是我第一次有这样的经历，但不是最后一次。从那以后，我和患者有过许多诡秘的巧合。通过我们的梦境、遐想和同步，我们明白其实我们对各自的了解远比我们意识到的多。

莱拉微笑。"你是女儿，我是妈妈。"她说。

我打开橱柜，里面有我刚买的新玩具：穿红裙子的小女孩，妈妈，外婆，还有狼。

"外婆和狼呢？"我问，"谁演他们？"

莱拉停顿。"我们不需要狼，"她说，"我们的故事里没有狼。"

*

在开始和莱拉做咨询前，我见了她的父母杰德和汉娜。

给孩子做咨询时，我总会首先约见他们的父母，收集关于孩子和家庭的信息，讨论咨询的目标和过程。虽然来做咨询的是孩子，但通常家长才是最需要帮助的。孩子经常表达出家里的实际情况，因此成为我们所说的"确诊患者"，意指家里那个看上去"生病"的成员。这些孩子往往携带和表达出作为一个组合的整个家庭的问题。大多数家庭都会有一个成员无意识地被安排携带这些症状，因此整个家庭把病态都投射给这个家庭成员。这个成员，常常是家庭中的一个孩子——成为被带来咨询的人。当把家庭作为一个系统来治疗时，我们探讨孩子扮演的角色——整个家庭的症状携带者。

　　莱拉是她家的"确诊患者"。她四年级时，经常早晨醒来恶心，捂着肚子哭，不想上学。她父母认为她患有社交恐惧症（social anxiety）[1]。见过莱拉之后，我对她的焦虑有不一样的理解，我明白她担心母亲，因此很难和母亲分开。实际上，不是莱拉不想上学，而是她想在家陪汉娜，她觉得汉娜很焦虑，因此需要保护。

　　第一次做咨询的时候，杰德和汉娜告诉我一个离奇又可怕的故事。他们解释说莱拉才五岁的时候，她的外婆——汉娜的母亲玛莎——指控杰德第一个太太的儿子伊森猥亵莱拉。伊森当时十四岁。社区服务的人来家里调查，他们没有找到任何性侵的线索，因此结案了。之后玛莎又指控伊森至少八次。每次都会有人来调查，但找不到任何证据，指控不成立。

　　"我们的家庭四分五裂。我们不知道该怎么办，该相信谁。"汉娜在第一次咨询时对我说，"从那以后我就一直睡不好，五年了。"

　　杰德看着汉娜，告诉我伊森是汉娜一手带大的。杰德的第一个太太在伊森才七岁时就去世了，杰德和汉娜结婚的时候，她成为他儿子的母亲。汉娜很爱伊森。

1　社交恐惧症又名社会焦虑症、人群恐惧症，是一种对任何社交或公开场合感到强烈恐惧或忧虑的精神疾病。患者对于在陌生人面前或可能被别人仔细观察的社交及表演场合，有一种显著且持久的恐惧，害怕自己的行为或紧张的表现会引起羞辱或难堪。

"她母亲指控伊森猥亵莱拉之后，我们家的所有都变了。"杰德说，"我们之间互相怀疑，不知道谁撒谎，该相信谁，谁需要保护，该责备谁。"

汉娜开始哭。"我不相信他会做那种事，"她说，"我真的不相信。我太了解他了，我也了解我的母亲，她对这些事情总有些疯狂。"

"'这些事情'是什么？"我问。

杰德伸手抓住汉娜的手。她没有回答。

"这个情况让我们之间有很大压力，"他说，"汉娜开始抑郁。她责备自己。"

"你责备自己什么？"我问。

"我是她的母亲，"汉娜止不住啜泣，"我是应该知道真相的人。"她从盒子里抽出纸巾看着我。"我不知道，也许我是错的，我母亲是对的，可怕的事情在我眼皮底下发生。我不知道怎样保护我的女儿。"

一长段沉默之后，汉娜说："我意识到也许我应该让我女儿远离我的母亲，我自己深爱的母亲。但是她为什么责怪他呢？她为什么要那样做呢？"

杰德和汉娜希望有人能告诉他们真正发生了什么。他们渴望真相。

"莱拉知道这个情况吗？她懂这些吗？"咨询结束之前，我问道。

杰德看着汉娜，他们两个都沉默了很长时间。

"大概一年前，我母亲来家里的时候告诉莱拉伊森性侵了她。"汉娜叹息，"她告诉莱拉这么多年来她一直想帮她，她说是'喊出她的呐喊'。但是没有人听她的。她告诉莱拉永远都不能单独和伊森在一起。"

杰德点头说："从那以后，莱拉再也不想上学了。我们认为她怕人，所以决定让她来做咨询。"

第一次咨询结束之后，我的头晕得厉害。我感到恶心，也意识到这正是莱拉父母描述的莱拉的症状。我很好奇，想见到她。

第二天，在杰德的陪伴下，莱拉第一次来咨询。她拉着父亲的手，长长的黑发扎着马尾，并没有看我。

"我喜欢你的办公室。"她安静地说。环顾四周，脸上有羞怯的微笑。我第一眼就喜欢上了莱拉。

在这一次咨询中，莱拉向我讲述了她的家庭，若无其事地描述伊森被指控非礼她。

"外婆不喜欢哥哥，"她说，"也许她甚至恨他，想让他进监狱。"

莱拉讲述这些事情的时候面无表情，似乎这些都和她无关。她转眼看着房间角落里的小玩偶，问她是否可以玩。

一年里，每次咨询我们都是边玩边聊。我观察她的游戏方式，试着聆听她告诉我的她的世界、她的情感经历和她的脆弱。

因为不确定莱拉是否真的被性侵，我决定不把她纳入我的研究。当她提议我们玩小红帽的故事时我很意外。

"这是我最喜欢的童话故事。"她微笑着说，"只是我们的故事里没有狼，记得吗？"

*

在格林兄弟改编的许多年前，查尔斯·佩罗（Charles Perrault）首先在 1697 年创作了小红帽的故事。佩罗的故事基于民间传说，他描述孩子见到狼时称其为"狼先生"，暗示狼代表一个人。

在佩罗的版本中，小红帽来到外婆家，狼躺在床上，让她帮他脱衣服，然后躺在一起。小红帽看到他赤裸的身体，警惕地说："外婆，你的手臂真长啊。"狼回答说："这样更好抱你呀。"佩罗的版本以狼吞噬小红帽结束，最后的一首短诗教授了故事的道理：当男人接近时，好女孩要谨慎。对于狼，他补充道，狼有许多形式，好狼是最危险的，尤其是那些在街上跟踪小女孩回家的狼。

佩罗给读者展示的是经过一些改良的民间传说，之前的版本充满了性欲、引诱、强奸和谋杀。佩罗的版本讨论了好狼的欺骗本质，为了欺凌，假装给受害者一些特别的东西，把性变态用爱的形式呈现。多年之后，经过更多的改版，这个故事甚至完全省略了对性的影射，变成了孩子们的童话。

虽然童话故事往往会把人分成好人和坏人，帮助孩子归纳他们的世界以使他们感到安全，但"好狼"让孩子们困惑，不清楚什么是危险、什么不是。受伤的孩子最后会觉得他们自己是坏孩子，做错了事。这种爱与变态的语言错落会困扰他们许多年。

"你是小红帽。"莱拉说。她给我穿红色衣服的小女孩玩偶。

"她要去外婆家。"她说。之后又悄声说："她觉得外婆是一个老女人，但实际上她是只狼。"

"狼？"我重复她的话，想起她刚才一直说我们的故事里没有狼。

"你一会儿就知道了，"她微笑着，好像在隐藏什么，"你很快就会明白我的意思。外婆有许多秘密。"

但是我们并没有找到外婆的秘密，也没有到她家。莱拉指挥我，作为小红帽，要坐在树下等她来接我。

"我很快就回来。"她坚定地说。

她转身背对我开始自己玩。

我被丢在那里坐了很长时间，领会到我被安排成为莱拉，一个人迷失困惑，因他人的秘密不知所措。

我安静地坐在那里，等着莱拉回来，觉得自己也是曾经那个被遗落的小女孩，等着父母到糖果店来接我。我的"自我研究"来到这个房间，我明白了自己寻找的东西。我突然记起一直知道的那件事。

那时我七岁，比莱拉还小。在离家很远的一个新学校开始上二年级。开学的第一个星期，父母告诉我说，我们计划搬到一个新公寓，离学校更近，但是在搬家之前，放学后我得在糖果店等他们来接我。

每天我都会走到街角的糖果店等他们，正像他们告诉我的那样。糖果店的老板摩西是一个善良的老人，有白胡子和大大的微笑。我喜欢他。我相信他也喜欢我，我尤其喜欢他给我糖吃。

作为一个小女孩，没有什么比糖果更让我钟爱。我的母亲为了给我们健康的饮食，从不会让家里有糖。她会给孩子们的盘子里摆上苹果切片和干果。她管它们叫"纯天然的糖果"。

摩西第一次给我糖果的时候，我特别兴奋，用最快的速度吃光了。他看着我微笑着说："我看你真是爱它啊。"

第二天，他给我在商店后面冰箱里冷藏好的冰激凌。"你想要哪种口味？"他一手拿着一个甜筒，"香草还是巧克力？"

我指着香草的那个。

"我怎么就知道你会选择这个呢！"他逗我说。之后问我是否想去商店后面拿什么东西。

"你喜欢什么，我就让你拿什么。"他说。

摩西总是微笑，他的吻又湿又痒。有时他的太太会来商店，他就会在前面给我放一把小椅子，在太太离开前一直都忽视我。

爸爸来接我的时候，摩西会告诉他我有多乖，然后跟我们挥手告别说："明天见。"

我喜欢在那里等我的父母，但是慢慢地我开始觉得恶心。

"摩西给你太多糖了，"母亲会说，"所以你的胃才会疼。"

但是原因并非如此。我也不确定为什么；我只知道我不喜欢他把我抱得那么紧，我不喜欢那样的时候还是喜欢他。

到三年级的时候，我不再喜欢摩西。我们搬到新家，走路的时候，我会试着绕过他的糖果店附近。多年之后，我才能把这些拼凑在一起，明白二年级起初的那几个月里真正发生了什么。我从未告诉过任何人，也不总能确定真正发生了什么，或许那是我的臆想。毕竟，父母总是感谢摩西让我待在他的店里。

"他可是个大好人！"他们经常说，"还那么大方，他真是爱孩子。"弗洛伊德把记忆看成流动的实体，经过时间发展不停地改变重写。他把这种动态称为 nachträglichkeit，可译为"事后性"（afterwardness），泛指早期的创伤性事件在随后的生活中叠加出新的含义。弗洛伊德尤其强调对于性侵事件，当孩子长大到一定阶段时会回顾过去重新改写。孩子脑海中儿时的性侵并不总是创伤性的。儿童对他们不能处理或者不明白的事情不知所措；他们不总能明白它的意思，因此纠结于矛盾的情感，包括愧疚和恐惧。性和喜爱混淆让孩子困惑；之后，世界都从性的角度展开，边界不再清晰。

经过时间的推移，创伤性的经历会被重新加工。在每个发展阶段，孩子都会从不同的角度以不同的理解重温这个伤害。当被侵害的孩子长成少年之后再成年，当他们第一次发生性关系或者生孩子，当他们的孩子长到他们当初被侵犯时的年龄——这个侵犯在每个阶段都会从略微不同的角度被重新加工。哀悼的过程持续变化，积累新的含义。时间并不一定会让记忆褪色；相反，记忆会以不同形式出现再出现，同时也会以真实和虚幻的方式被经历。

*

在我第一次见到莱拉的十五年后，九月中旬，阴沉的一天，我马上要再见到她。这天也是我的生日。

在这些年里，我已经有了三个孩子。我不再给孩子做咨询，只见成人。我写作和教学的重点是性学。办公室和十五年前一样在同一个区域：曼哈顿市中心。

我打开门，看着站立的这位高挑的年轻女人。我认不出她。

"每个阶段我长大了许多，"她微笑着，似乎能读出我的心思，"谢谢你这么快回我的邮件，同意见我。"

她坐在沙发上环顾。

"我喜欢你的新办公室。"

我记得她的微笑和这句话。

"第一次见你的时候你也说同样的话。"我说。我试着从她的外表解读她：黑色的T恤衫，黑色的长丝裙，时髦的运动鞋，蓝色指甲油，她有长长的直发，我觉得曾经是卷的。我试着了解这些年里在她身上都发生了什么，她都去哪里了，她快乐吗，她是否明白真正发生了什么。

"我知道今天是你的生日。"她的话让我很意外。

我点头微笑。有些东西没变。她对我的了解还是比我预期的多。

"别担心，我猜不出你想什么。"她补充道，似乎在读我的心。"我试着找你的时候，在谷歌上搜索，在维基百科上看到的差不多第一个信息就是你的生日。我很高兴你把咨询定在今天。我真的想送你一个礼物。"

传统上，心理咨询师不会接受来访者的礼物。我们和来访者的合同很清晰，没有双重关系，除了用我们的专业服务换算成按小时的计费，没有任何交换。精神分析师和患者共同的目标是试图探索潜意识，因此我很好奇来访者赠送礼物的时机和原因，以及礼物所代表的意义。但实际上，对于礼物本身，没有什么比分析它更让人感到不被赏识和忽视的了。

莱拉打开书包，拿出一个小玩具给我。那是一个穿红裙的小女孩玩偶。我们的小红帽。

她又一次出乎我的意料。

"你记得吗？"她问。听上去突然像是曾经的那个小女孩。

"我当然记得。我从来都没忘。"我说。

我们互相看着对方。我和那么多年之前一样喜欢她，我不知道她现在为什么来找我。

"我来找你是因为需要你的帮助。"她回答了我还没说出来的问题。

我们从多年前停下的地方开始。莱拉告诉我当时她全家搬到西海岸，很突然；她甚至都没有机会说再见。

"回想起来，我们可能是逃跑，"她说，"远离我家里的苦恼。但是苦恼跟着我们并且实际上更糟糕。"

莱拉的父母杰德和汉娜之间的紧张变得令人难以容忍，四年之后他们离婚了。杰德失业，不得不搬到丹佛工作。汉娜更加抑郁，需要住院。剩下莱拉自己一个人。十四岁时，她又得搬家，这次搬到她的外婆玛莎家。

　　莱拉叙述时，我感到伤心和担心。她怎么应对又一次搬家，和父母分开，和外婆同住？而且她曾经对外婆有那么多复杂的情感。

　　"其实那样更好，"她继续说，"外婆很棒，跟她在一起的生活轻松多了。我明白母亲为什么那么爱她。她很支持我，也理解这个新的居住环境对我很难。她很关心我，满足我任何需要。每周我们都一起去医院看母亲，每个月我们去看一次父亲。后来母亲出院之后，我决定继续和外婆长期住。"

　　我听着莱拉的话，记起汉娜曾经怎样谈起她的母亲，为母亲辩护，描述虽然她觉得是母亲促使他们家庭分裂，但她还是很爱她，没有办法完全责备她。当杰德期待汉娜和母亲断绝关系时，她拒绝了。现在莱拉对外婆也表露出同样的情感。外婆曾经是我们的"坏狼"，之后有些事情变了。

　　"外婆在俄罗斯长大，有八个兄弟姐妹。"莱拉告诉我，"她是家里最小的，而且是唯一受过教育的。她看重教育并鼓励我读研究生。实际上她会支付我读博士的费用。"莱拉说完害羞地微笑。"我决定学心理学。刚被一个博士项目录取。"她开始咯咯笑，"也许我想成为你。我的意思是，当我是小孩的时候，咨询是我唯一不会感到孤单的时候。我觉得你真的想了解我。"

　　莱拉深吸一口气。她看上去有些累了，我能看出她多么努力试图让人喜欢，她想随和，而不是像她母亲那样抑郁。她总能理解别人，保证自己不是他们的负担，并且反过来照顾身边的人。

　　"你说你需要我的帮助。"我提问时声音比平时更温柔，"告诉我，你今天来的目的是什么，莱拉？"

　　莱拉盯着窗外很久。

　　"你原来的办公室有很大的窗户，对着怀恩教堂，我记得。"她说，仍然凝视外面，"街对面有一个咖啡店，每个星期咨询结束后，我和父亲会去那里。他会点鲜薄荷茶和牛角面包，我会要一个法棍面包并且吃光桌上所有的巧克力酱。每周我们都安静地坐在那里吃东西，不看对方。他从不会问我咨询怎么样。也许他太害怕不敢知道。我心里什么都不想，只是想着母亲不喜欢我吃这样的甜酱，但它让我感到咨询的结束不那么苦。我从来不喜欢分别。

　　"我记得坐在街对面，盯着你的楼门口，希望你能走出来向我招手。我不想你见过我之后再见其他人。我想让你只是我一个人的。我也希望父亲会说些什么，问我什么，不管是什么。即便是一个问题也足够了，这样我们就不会沉默地坐在那里。我希望他能出声问我是否喜欢那些抹酱，哪一个我最喜欢。我会指着榛子巧克力酱，也许我会告诉他我们在咨询结束前一起装好了小红帽的篮子，我在里面塞满了不健康的糖果，没有其他东西。我多想他微笑着说他知道我喜欢甜食，因为他注意到每次咨询结束后我都会点抹酱。但是他什么都不问，我也不确定他是否注意到我吃了什么或者关于我的任何事情。"

莱拉停顿并直视我的双眼。

"小时候有许多问题从来没人提出。没有大人知道答案。有一个我没有办法自己解决的谜团。"她说。我知道她指的是什么。

*

莱拉和我每周见一次。她开始博士项目，寻找她的论文课题，她的"自我研究"。她的思想会把我们带到那些从未被问及的问题面前。她的研究课题将会在这片空白中产生，真相也将如此。

冬季里的一天，莱拉到的时候手里拿着一张旧照片。那时她十三岁，肩膀上背着书包。她穿着运动装，对着相机微笑。

"这是在我父母离婚之前。"她说。我能认出照片里的小女孩，她和我认识的那个女孩相似。

"我永远都不会忘记那天；那是我第一次来月经。母亲给我拍了这张照片，之后给外婆打电话，告诉她我'大姨妈来了'或者什么滑稽的描述。"她停顿。

"我第一次听到她们吵架。母亲哭着对外婆嚷嚷。我听不到外婆说什么，但明白那些话很难听。我知道她让母亲很生气，我很自责，觉得都是我的错。

"那是我记得的唯一一次直接提问：'妈，怎么了？'

"'没什么，是我和外婆。'母亲说。但是我没放弃：'她说什么了？你为什么哭？'"

汉娜告诉莱拉她的母亲让她把莱拉的头发剪短。

"母亲告诉我之后又开始哭。她觉得那是对女孩能做的最卑鄙的事情。她觉得这件事很疯狂。她说当她和我同样年纪第一次来月经时，外婆把她带到专供男士的理发店，没有任何解释，就把她的头发剃短。她记得自己对着镜子泪如雨下。'我像男孩一样。'她啜泣着。

"'她为什么那样做？'我问。但是母亲没有回答。我又问：'妈，当你和我现在一样大的时候，为什么外婆会对你那样？'

"'有时外婆令人难以捉摸，'母亲回答，'她带来奇怪的传统，从她的国家、她的童年。谁知道呢？'"

莱拉和我沉默。我猜她和我有同样的想法。她是否意识到外婆是为了保护她的女儿而让她看上去像个男孩而不是女孩？她是否在试着保护女儿和外孙女不遭受她小时候经历过的侵害？

没有人想知道。没人问过。

我保持沉默，问自己莱拉是否准备好探寻她的家庭史。

　　我们怀有想对父母无所不知的愿望是个谬论。实际上，孩子们对于过多打听父母往往模棱两可。他们不想知道父母的性生活，也通常避免了解他们之前亲密的细节。

　　"我需要知道到底发生了什么。"莱拉坚定地说，手指着照片里的女孩。

　　照片里的女孩假笑着。

　　"我的外婆，"她摸着长长的直发说，"总是很保护我。她指控伊森侵犯我，但是我父母离婚之后就把这个忘了。没有人再提及过。很奇怪。"

　　莱拉看上去很冷酷。突然间看起来比她实际的年龄老很多。她简短地看了一下表，计算离咨询结束还有多长时间。我不知道她是否期望结束。

　　"和外婆住在一起的时候，她经常吓唬我，"她说，"她经常反复叮嘱我要小心。她会告诉我奇怪的事情，比如，我要穿内裤睡觉，否则虫子会钻进我的阴道里。她会悄声说，我记得我感到恶心。每次谈到我的身体，或者性，她都会开始窃窃私语。关于性，她的界限很奇怪。她说到不合时宜的事情时，好像那些很正常，但谈到正常的事情时，它们似乎是变态的。她的窃窃私语让我觉得肮脏，好像她黑暗的秘密会在晚上出现；到了早晨，她又变回我有爱心的外婆。"

"她有秘密。"我同意莱拉，这也是我多年来的看法，"你十岁的时候我们一起玩小红帽，你告诉我故事里的外婆有许多秘密。'你会明白的，'你曾经说，'你会明白的。'但是我们从没发现那些秘密。也许现在你准备好提出那些之前从没问过的问题。"

*

我们后来了解到，莱拉的外婆玛莎成长于一个混乱的家庭，没有什么收入。她的父母早出晚归地工作。她最大的姐姐，当时十三岁，是她的主要看护人。玛莎告诉莱拉，她总觉得她的母亲不想要她；母亲从心底后悔生了那么多孩子。玛莎是个害羞的女孩，也是个好学生。成绩优异让她感到自己很特别、有价值。

一天晚上，在玛莎十岁的时候，她做了个噩梦。她经常做噩梦，但知道不能吵醒父母，否则父母会对她生气。她偷偷钻到她十五岁的哥哥的床上。她哥哥是最聪明的，他的幽默勇敢是她最崇拜的。

他亲她了。

从那以后，她哥哥每隔几晚就会来到她的床上。她会假装睡着，不作任何声响。他会温柔抚摸她，从不伤害她。到了早晨，他们表现得似乎什么都没发生过。

玛莎差不多十三岁第一次来月经的时候，她的母亲非常淡然地告诉她，不要让哥哥再到她床上去了。

"你的意思是她母亲知道？"我无法让自己不打断莱拉，她仍然还震惊于这个发现。

莱拉点头："是的，但是她们从没谈过那件事。她从没告诉过任何人。"

未经处理的经历总会找到途径回到生活里，一次又一次地重现。玛莎压抑的记忆也以记忆压抑的典型方式回到生活。它没有任何预期地潜行于心，被之后的事件一触即发。对于玛莎来说，伊森和莱拉让她想起了她和她的哥哥。兄妹之间的亲密关系唤醒了她压抑的创伤，她本能地给莱拉提供她从未获得过的保护，成为她自己一直想有的家长。她要求莱拉剪短头发是为了保护她；同样地，当她的女儿汉娜长成一个女人，玛莎也相信她能这样保护她。通过莱拉，玛莎重新经历自己遭受过的性侵，她从未完全承认和处理过的经历。

性侵是我们所了解的最让人困惑的创伤性经历之一。性侵的代际影响尤其独特，因为每一代都会让下一代遭受他们曾经的性创伤，让他们惊慌无措。

当被性化的孩子成为受害者，其下一代的世界也会以同样的方式被性化。经受创伤的家长通常不是过分拘谨就是表现得性自由和开放，鼓励她的孩子也那样做。孩子会因为家长未被整合的性欲而感到被淹没。正如莱拉描述的，无辜的小事——比如她睡觉时穿内裤——就充满了性方面的含义。成人——这个案例中莱拉的外婆——试着理清自己的情感，却通常给孩子传达了困惑，不清楚什么是安全、什么不是。最初的无邪与变态之间的混淆也会在下一代身上表现出来，所有引诱、淫乱和禁忌都混在一起。下一代通常会描述他们的成长伴随着持续的、模糊的被侵犯的感觉，只有后来通过心理咨询才会明白这和家庭的性侵历史有关。

朱迪斯·阿尔伯塔（Judith Alpert）博士在她的文章《坚忍的母亲，连续的知识：强奸和历史》（Enduring Mothers, Enduring Knowledge: On Rape and History）中描述性侵怎样出现在下一代心中。借鉴自己的童年经历，她讨论创伤性想法和"记忆"可以通过父母和祖父母传输给孩子，出现在孩子心里，像是他们自己的。这个现象让所有人——孩子和她的监护人困惑，这也是性侵的核心。对于莱拉的情况，我们的挑战是需要心系所有这几代人——外婆、母亲和孩子——性侵受害者或者代际遗传的性侵的受害者。

玛莎其实是重温自己未经处理的创伤，但是她提出莱拉的哥哥性侵莱拉，摧毁了整个家庭。莱拉开始越来越难以承受，似乎她在重新经历外婆压抑的情感。通过家庭持续的推敲以及过早地涉及性，莱拉感到身体被侵犯，因此性侵的场景重新上演。

"上周我和外婆坐在一起，她告诉我儿时发生的事情，我哭了。她没有。"莱拉说，她的眼泪沿着脸颊顺流而下。"我试着用你聆听我的方式聆听她，让她明白她可以对我无所不谈并且我不会评判她，我真的想了解她。

"到了某个阶段，她停下来说她不想再谈这些了，然而她又继续谈，我什么都没说。她开始责备自己，说是她先到他的床上去的。之后她又开始怀疑她的记忆，说实际上事情并没有她说的那么糟糕；那时很多事情都不同。

"睡前她给我沏了一杯茶，还有她给我烤的一块巧克力蛋糕。

"'我知道你有多喜欢巧克力。'外婆说，之后抱着我。她搂着我的肩膀，确认我看着她，说：'莱拉，不要把我的问题揽到你身上。我不想你因为我有过不好的遭遇而伤心。一些人的遭遇更不好。这就是生活，我的生活没有什么特别的。'

"'你保守了这个秘密那么多年，外婆。'我说着，尽我所能地紧紧抱住她。她只是不停地点头：'我没有保守秘密。我并不总能记起这件事。这个秘密自己保守自己。'

"我觉得我找到了我的'自我研究'。"莱拉边擦眼泪边告诉我。

　　她会继续研究乱伦和性侵对下一代的折磨和欺骗，这个领域很难研究，因为它们看上去都是毫无逻辑、令人不解和没有规划的经历，但这是莱拉在儿时亲身经历过的。我们双方都认为唯一能够终止代际传播的方式是处理这些经历，并且也帮助其他人处理和认可这些经历。我们打开灯时，魔鬼往往会消失。

第 3 章　性、自杀和悲痛之谜

"我被诅咒了。"莱昂纳多低声说，直视我的眼睛。"你明白我的意思吗？"然后他坚定地得出结论，"你明白我的意思。你当然明白。"

莱昂纳多两年前开始来找我，是在与伴侣米罗分手之后。最初的几个月，他不停地哭泣。他说虽然知道和米罗一直都合不来，但他的痛苦还是难以忍受。

两年过去了，他的痛苦并没有减少。他仍然感到崩溃、迷失。他告诉我说他还没有准备好去认识其他人，且害怕自己会永远这样伤心下去。

"不知怎的，我觉得自己被困住了。"他说。我们认同到了这个阶段似乎他的悲痛已不单单是关于米罗了。我们试着了解那段关系结束时他到底丢失了什么。

分离是我们必须要哀悼的情感死亡。分手时，我们失去的不仅是深爱的那个人，我们也失去生活、未来，我们曾经梦想和期待的所有一切。虽然我们知道失去了谁，但并不一定明白我们失去了什么。

莱昂纳多和我试着分析他一直在哀悼什么。

"我想重新开始，"他说，"米罗和我在一起只有一年，但是我已经悲痛两年了。"他恼火地说："我希望你能给我的大脑编程，删掉我的记忆，这样我就能忘掉过去往前看。"

我明白持久的痛苦让他希望自己能够抹掉过去再也不往回看。他被过去困扰。但是我们两个都不大清楚这是为什么。

"我已经不爱米罗了，但是我觉得丢掉了自己的某些方面，没有它我却还得正常运行，特别痛苦。"他说。"大家怎样从痛失中恢复呢？他们没有感觉，不觉得自己的某些部分永远消失了吗？他们能完全恢复吗？"他问道，直接潜入悲痛之谜。

弗洛伊德曾经反复表达他对痛失的看法。他一直探究的一个问题是人们在多大程度上能够舍离他们的爱人，或者他们是否总会在心里保留某个部分与所爱的对象连接。

弗洛伊德的看法源于他想了解自己的悲痛。他遭受过痛苦的失去，包括死于西班牙流感（the Spanish flu）[1] 并发症的女儿苏菲，还

1　1918 年 1 月至 1920 年 12 月间暴发的异常致命的大规模流感，造成当时世界人口约四分之一的 5 亿人感染，造成全球 2000 万至 5000 万人死亡，是人类历史上致死人数之多仅次于黑死病的流行病。

有他深爱的悲惨早逝的四岁半的外孙海纳尔。据他的传记作者说，外孙的早逝使弗洛伊德唯一一次在生活中流泪，并且自称抑郁。起初，弗洛伊德解释哀悼的过程在于放手以及切断和我们失去之人的纽带。从这个角度来看，恢复的过程是对生活的渴望比想和去世的人重聚的愿望（他所说的"死亡本能[1]"）更强烈，因此我们慢慢撤回和减轻我们的"投注"，即集中在逝者身上的精力。

随后，弗洛伊德展开他的观点，区分哀悼和忧郁症（depressive disorder）[2]。他描述在哀悼过程中，人会感觉世界贫乏、空虚，但是在忧郁症下，患者自己本身感觉贫乏和空虚。他对外部世界失去兴趣，失去爱的能力，并且自尊减弱。依弗洛伊德的看法，忧郁症是一个潜意识过程，忧郁症患者并未减少或脱离对逝者的情感投资，反而通过认同逝者，让他们在内心保留及"存活"。"如果那个人是我，我也是他，就没有痛失。"把逝者关在内心即否认失去，同时也让忧郁症患者永远被囚禁。因此，他会失去对生活和生命的投入。

虽然弗洛伊德把哀悼和忧郁症定义为两个不同（甚至相反）的

---

1 死亡本能（death instinct ／ death-drive）又被称为毁坏冲动、攻击本能或死本能；这是一种要摧毁秩序、回到前生命状态的冲动。
2 忧郁症是一类以心情抑郁为主要特点的情感障碍。症状为：长时间持续的抑郁情绪，并且这种抑郁明显超过必要的限度，缺乏自信，逃避人群，甚至有罪恶感，感到身体能量的明显降低，对时间的感受力变弱，无法在任何活动中体会到快乐。

范畴，但实际上，这两种情况在不同人身上以不同方式同时发生着。哀悼的过程有许多层次，我们总会在某种程度上认同我们失去的人，不管是死去的还是分离的。像莱昂纳多一样，大部分人在失去所爱之人之时都会觉得失去了自己的一部分。许多人觉得他们随逝者一同死去，因为认同他们而挣扎于忧郁中。

弗洛伊德及他之后许多人一直试图探索的是，怎样才是健康的哀悼，我们在多大程度上能够真正舍离所爱之人。

1929 年，弗洛伊德在给瑞士精神病学家及存在精神分析学创立者路德维希·宾斯万格（Ludwig Binswanger）的一封书信中写道：

"我们知道如此痛失后的剧烈悲伤会自然结束，但是我们也会一直极度沮丧，永远找不到谁来替代。不管怎样填补空缺，即使它能被完全填满，那也仍然是它物。实际上，它也本该如此。想要留住我们不想让予的爱，这是唯一的方式。"

这里，弗洛伊德强调爱人一直存在，即使我们慢慢填补她或他的空缺。我们有一部分会重新开始，但是还有另外一部分，更隐秘的部分，保持"它物"，对那份爱保持连接和忠诚。

在生活继续的同时，我们经历和重温分离与痛失。我们一次又一次地哀悼，每次都从不同的地方开始。我们思考，发现新一层含义，从不同的角度处理。我们接受并给这些痛失以全新的意义。

分离的过程要求慢慢放开对另一方的依恋。在许多情况下，所谓"忧郁的哀悼"是因为我们无法完全理解痛失，也因此无法放开。莱昂纳多和我猜想他是怎样试图哀悼一些他仍然没能完全明白或认清的事情。我们无法哀悼不明的痛失，然而缺少哀悼的过程，我们的生命也会囚禁在死亡中。

*

"你记得我总跟你说我觉得自己被诅咒了吗？"莱昂纳多又一次咨询时，一来就很烦恼。"现在米罗竟然在梦里追我。"

他说他又梦到米罗了。梦里米罗敲着卫生间的门，呼唤他的名字。

"我也不明白这个梦的意思，"莱昂纳多说，"他敲门时很坚持，像是强迫我打开。"现在他听上去更生气了。"他试着逼我出来（柜）。"

"出来（柜）。"我重复他的话。我们两个都知道（英文中）它的同性恋含义。

"你知道在我家，同性恋从来都没什么大不了的。我一直都觉得母亲因为我不把女孩带回家而高兴，我的父亲——直到他最后的日子——也都很接受。他曾说只有我高兴才是重要的。"莱昂纳多想了一会儿说，"我坦白觉得这是因为他小时候自己的父亲自杀了。

他只是希望我开心。他害怕伤心。"

我明白他的意思。莱昂纳多的祖父自杀时，他的父亲吉姆还是个孩子。在祖父四十岁生日的前几天，他把自己锁在卫生间里自缢了。他九岁的儿子吉姆敲门，然后哭着跑去喊母亲——发现父亲的时候已经太晚了。

"这是我家多年的秘密。"莱昂纳多说，"我的祖母从未把真相告诉别人。她说他是猝死。如果有人追问她，她会撒谎说他是在卫生间里心脏病发淹死的。他们都感到非常羞耻，好像因此我们的某些地方很糟糕。"

"带着这样的秘密？"我说，莱昂纳多点头。"你觉得这个梦是什么意思？"他问我。

"在你的梦里，敲卫生间门的是米罗。"我说。

莱昂纳多看起来有点迷惑："是的，他求我开门，以我想象中父亲小时候一样的方式。多奇怪！你觉得是什么意思？为什么我和米罗分手与我祖父的自杀有关？"

我还不知道答案，但和莱昂纳多一样，我也观察到梦里是米罗取代他的父亲敲卫生间的门。我让他继续讲下去。

"我觉得他心底知道他的父亲不开心、不想活下去，"莱昂纳多说，"我不是说他想到他的父亲会自杀，但事实是我的父亲多年来都有负罪感，好像自己能拯救他的父亲。这个故事他跟我讲过许多遍；即使在他生命的最后几年，他也还在说。和祖母不同，或者可能正因为她隐瞒此事，我父亲拒绝让它成为秘密。我大概五岁的时候曾问他他的父亲是怎么死的，他就告诉了我真相。我猜他可能不想让我带着秘密长大。"

"你可以再给我讲一遍吗？"我问，"跟我讲讲你爸爸所记得的祖父自杀的那天。"

"爸爸给我们讲过这个故事许多次，我在脑子里都能想象出画面，像是我看过的电影。"他说，"我想象他砸门，呼唤他父亲，求他开门。我看到他晚上抱着枕头哭，责备自己没能拯救父亲的生命。如果他更强壮一点，他可以把门踢开，或者如果他的父亲足够爱他，他不会离开他。"

莱昂纳多眼含热泪。"这是一件很极端的事情，"他说，"家里还有三个小孩子，祖父就自杀了。我不知道。我想为祖父感到遗憾，但是我对他感到更多的是气愤。"

自杀，尤其是家长的自杀，对尚存的家庭成员有严重的影响。直接幸存者充溢着许多矛盾的情感：毁灭、悲痛、气愤和耻辱。这让他们有如此多的负罪感，为了应对这些，他们只能向外投射。负罪感变成责备和疑问——"是谁的错？"——通常这是发泄难以忍受的负罪感的主要渠道。

传统上，自杀被解释为把本来对他人的谋杀冲动转向自己。这样的毁灭行为会沉重地遗传给下一代，他们也会承袭自杀的鬼影。他们挣扎于灵魂的黑暗、过去埋藏的秘密，往往也包括他们自己的自杀想法。许多人会过度地耗费于他人的福祉，为了补偿未经处理的负罪感。因为无法拯救自杀的人，他们可能幻想用各种方式拯救他人。

自杀可能会成为家庭之谜，充满未解的问题。

我问他："你祖父自杀背后的故事是什么？他为什么会那样？"

"我也经常问自己这个问题。"莱昂纳多回答，"我告诉你我想过的最疯狂的推论。"但是之后他停顿下来，沉默了好长时间。

"好像你也有秘密。"我说。

莱昂纳多微笑说："我不会管它叫秘密。我之前总拿这个和米罗开玩笑，我一直有一个狂野的想法，就是祖父实际上是同性恋，家里保守的真正秘密不是他的自杀，而是他的性取向。"

莱昂纳多离开了，我感觉未揭露的真相有许多层；他家里从不讨论的事实，他和祖父隐秘的身份认同，以及他猜想的祖父的死因。这个深层的身份认同在莱昂纳多的潜意识里派给他一个使命，我在他的梦里找到——让他的家庭从羞耻和自我毁灭的命运中解放。

*

在接下来的咨询中，莱昂纳多和我深入他的家庭史，试着探索他和祖父隐秘的身份认同，他死去的祖父活在他心中的感受，莱昂纳多需要为他活出什么、为他的整个家庭活出什么。

我不知道当莱昂纳多向米罗提出分手时，是否就像他的祖父一样，他感到自己杀掉了自己。在梦中，米罗敲浴室门是为了把莱昂纳多从死亡中解救出来，让他从那个身份认同中解放，拯救他的生命。

这里有许多未解的问题，但是我发现当我们越多地讨论他祖父的性取向，米罗在他心中占据的空间就越少。随着时间的推移，他的抑郁症状慢慢消退，莱昂纳多越发肯定他发现了家庭的秘密，决定是时候向家里询问。

"我不想认为自己很疯狂，编造了家里的许多故事。"一天早晨他对我说，描述他怎样决定在表亲婚礼前夜问他的姑姑。

"我们全家都在，我的两个姑姑——父亲的两个妹妹，还有她们的孩子。我很喜欢我的家庭，也很高兴能见到他们。你知道吗？我爱婚礼。"他微笑着说。"永远在一起直到死亡把我们分离的震撼，是不是很浪漫？"莱昂纳多逗趣着，我认识到他对浪漫和死亡的幻想。

"我的姑姑和祖母曾经很亲近，我猜这可能是个契机，让我了解祖父自杀前几年的事情，以及什么是我的想象，什么是真相。告诉你，好消息是我并不疯狂。坏消息是事实比我想象的更糟糕。

"婚礼结束后，我的一个姑姑含泪对我说她很伤心我的父亲没能活着和我们在一起庆祝这一天。她说她整晚都在想他。这给我一个机会。我问她是否也因为她自己的父亲不能活着看到她的孩子和外孙而感到伤心。

"'愿他安息。'她回答，'我那时还小。我从不知道在父亲的陪伴下长大是怎么一回事。你知道，你的父亲——我的大哥，像我的父亲一样。'

"之后我问她，直接地：'他为什么自杀，你知道吗？'姑姑没有迟疑：'莱昂，那时不同，有一场大闹剧。他不能以自己想要的方式生活，像你一样。'

"我很高兴你和我花了这么长时间聊这些，"莱昂纳多对我说，"因为我一下子就明白了。我明白她说的是什么意思。一开始让我有点不满，因为我以为她是指同性恋现在自由了，可以做自己了，当然这根本不是真的。我试着表达，但是她打断了我。

"'他有这个秘密，后来母亲发现了。当他们发现他曾经和男人交欢时她正怀着我。母亲从未把这些来龙去脉告诉我。我只知道当时有个丑闻。几个月之后我出生了，然后父亲自杀了。'"

莱昂纳多停顿。"你能相信吗？"他问，"我的感受是解脱。我想：'感谢上帝，我没有疯。'但是后来我又想：'噢，天哪，我可怜的祖父，他多么不幸！'想到姑姑的描述说他曾经和男人交欢让我很生气。这是多么轻视的说法，好像他不是一个完全的有感情的人。"

莱昂纳多又停下。他没有看我，我们沉默地坐了好一会儿。

"现在我明白为什么爸爸那么需要我明白：他接受我是同性恋。我总觉得这和他父亲的自杀有关，但不知道具体是怎样的。我再告诉你一件事。我觉得我的祖父爱上了一个男人，并且这才是他自杀的原因。我觉得他有一段恋爱关系，但是要被迫终止。整个家庭都贬低这段关系，指责他们乱性，听上去肮脏，这样他们就可以编造成丑事。然而这关系他的身份认同，这关乎爱和痛失。你能明白吗？"

莱昂纳多抬头看着我。我看到他眼中的泪水。

"我的梦是这个意思，"他说，"我父亲希望能够拯救他的父亲，失恋对他的父亲来说像是死亡。"

"你祖父无法完全哀悼的死亡。"我说。

哲学家朱迪斯·巴特勒（Judith Butler）曾讨论过"悲痛价值"（grievability）这个说法，意指某些事情、生命或关系不被认为是有价值的，因此如果失去了，这个损失也不被重视。只有被社会认可为有价值的生命，我们才觉得是值得悲痛的。某些生命，某段爱情，某些种族、性取向和身份被看作是不太有价值的，或者根本不被认可。巴特勒写道："悲痛价值推断出生命的重要性。"

我们无法哀悼那些被认为曾经没有活过或存在过的人或物。当爱情不被认可，它也没有悲痛价值，让人困惑、伤心欲绝。

对于莱昂纳多这个案例，没有完全哀悼的痛失以其原始形态活在下一代的潜意识中。他们不得不处理不完全属于他们的、之前的痛失，哀悼那些原本无法哀悼的事情。

*

莱昂纳多和我开始勾勒他失去米罗的背景：他的祖父纠结于自己的性取向和身份认同；祖父没有能力哀悼自己失去的禁忌之爱；祖父的自杀撇下了一个被摧毁的小男孩——吉姆——一直以为如果爸爸足够爱他，就不会离开他。

多层未经处理的痛失。一个被知晓的秘密遮盖另一个禁忌的秘密。

多年之后，莱昂纳多的父亲还保留着自己给父亲制作的生日礼物，就在他自杀的几天前。他做了一个陶瓷花瓶，无谓地希望能让父亲开心一天，让他活下去。吉姆儿时执恋于这个花瓶，直至余生。吉姆去世后，莱昂纳多继承了它，把它放在衣柜里的架子上。

　　他继承的不仅是这个花瓶。还有前几代人的创伤和痛失，他衣柜里未被处理的痛失象征性地与他的所有家当共存，直到无法分清什么是他的，什么不是。

　　莱昂纳多拾起他的书包。"也许我并没有被诅咒，"他走向门时说，"也许这只是一个感伤的故事，但结局充满希望。"

*

　　又一次咨询时，他走进来，看起来很高兴。"我上周很愉快，甚至还结交了一个新朋友，"他说，"我觉得备受鼓舞。"

　　他打开包。"还有，我带来一个东西给你看。"他拿出一个很多层报纸包起来的小盒子。"我必须把它带过来，给你看看这有多奇妙。"

　　就是它，一个小小的蓝色陶瓷花瓶——他父亲的花瓶。

　　"许多年来，"莱昂纳多说，"我想象父亲是个男孩，手里抱着在学校里给父亲制作的生日礼物，用他最喜欢的颜色——蓝色。我小时候曾多次看过这个礼物，父亲去世后，我一直把它放在我的柜子里。"

　　莱昂纳多停顿，之后解脱似的深呼一口气。"直到我们上次咨询之后，"他说，"我才意识到我一直用它做什么。"

他把花瓶递给我，我往里看，看到了三个单个的、不相配的袖扣。

我看着莱昂纳多，感到不解。

他解释说，每次失去相配的袖扣，他就把单个的放在里面。

我们互视对方，莱昂纳多耸肩微笑说："这么多年来，它们一直在等待钟爱的对方回来。"

第 4 章 创伤的辐射性

在以色列，纳粹大屠杀纪念日（Holocaust Remembrance Day）[1]、赎罪日（Yom Ha' Shoah）[2] 是法定假日。

每年四月中旬那天，所有人都停下来默哀。早晨十点，所有孩子在校园站成一圈等待空袭警报声，那标志默哀的开始。此刻是为了纪念在纳粹大屠杀中亡命的六百万人。

儿时，我们就知道人可能会遭遇很严重的事情。大家都不明说，但这确是事实——就像我们吃饭会加辣椒——它是我们生活中的日常调料。几乎每栋楼里都有人来自"那个地方"——二战时的欧洲，是纳粹大屠杀幸存者。我们通常都知道他们是谁，即使我们不了解他们的历史，即使我们看不到他们纹在胳膊上的数字，即使

1　日期在每年的犹太历尼桑月 27 日（公历 4 月至 5 月），1951 年以色列首次举行纪念活动。

2　赎罪日是犹太新年过后的第 10 天，是犹太人每年最神圣的日子，当天会全日禁食和恒常祈祷。

我们经常害怕他们，因为他们的故事让人备感痛心。

我们在校园里等待警报开始，避免与其他人的眼神交汇，模仿老师保持埋头的姿势。我们尽可能试着保持严肃，感到悲伤，想到集中营、毒气室，想象我们的家人也在那里。我们学会不忘历史是非常重要的。但尽管我们非常努力，当警报一响，某个孩子就会开始忍不住咯咯笑，我们就遮住脸，尽量不要笑出声。

对于在以色列长大的人，纳粹大屠杀纪念日警报拉响时紧张的笑声是儿时熟悉的记忆，恐怖故事塑造了我们的部分民族认同，特别的黑色幽默方式也是年轻一代的特征。

多年之后，在远离家乡的纽约，我意外于自己有不少来访者是纳粹大屠杀幸存者第二代和第三代。所有这些高效的事业有成人士都有一个共同点：被迫害的鬼魂以无法预期的方式在不可预知的时间出现。外表之下，他们携带幸存者的创伤和负罪感。

我儿时就了解到，纳粹大屠杀的画面和白日梦经常出现在他们的脑海里，甚至他们的家长从不谈论战争期间家里的情况。即使他们无从知晓，纳粹大屠杀的记忆仍活在他们的身体里，这些侵入性的想法和画面常常被忽视，有时我会在做咨询的几年之后才听说。

当他们谈起那些故事，我们才明白那段历史怎样影响他们现在的生活。我们辨认出过去以怎样的形式在当下重演，怎样在家庭掩埋的故事中存在和复活。

*

瑞秋的外公是纳粹大屠杀幸存者。我们第一次做咨询时，当我问到她的家庭史，她简单提了一下，并不觉得这和她现在的生活有什么关系。这当然也不是她来咨询的原因。

"后来我家里发生了许多事情。许多好的事情。没有什么其他可以说的。"瑞秋微笑着抱歉地说。"每个家庭都承袭一些创伤。这是我们的故事，发生在许久之前。二战有多少年了？"她看着我马上回答："七十多年了，我觉得，很久了。我的外公外婆已经过世了。"

瑞秋的外公出生在布达佩斯，是奥斯维辛集中营的幸存者。二战结束后，他移民到美国，在这里认识了瑞秋的外婆，她来自一个犹太家庭，二战开始时随家人从欧洲逃了过来。他们恋爱了。一年之后，瑞秋的母亲，他们唯一的孩子出生了。她的外公外婆从不提及关于战争的事情，母亲也描述她的童年是一个典型的美国郊区故事。

表面上，他们的家庭创伤在他外公离开欧洲时就结束了，把过去甩在脑后了。瑞秋来咨询是为了讨论其他事情，讨论她对于要孩子的矛盾，这也是她和丈夫马克之间危机的源头。

　　我总会好奇，想了解来访者生命中的决定——为什么他们决定要，或者不要？比如：性生活，恋爱关系，家庭，事业。随着他们慢慢敞开心扉，他们想要拥有的和他们能够忍受拥有的之间的差别开始明显。为什么如此多人对爱情求之不得？想要事业但不能成功？想要前进却一次又一次地陷在同样的怪圈？

　　许多人无法应付或者忍受他们认为自己想要的人或物。在想要或不想要的愿望之下，通常有另一个层面在指引我们的生活。我们某些隐形的、潜意识的部分可能与我们明确的目标相反，甚至会对其攻击和削弱。实际上，任何我们对自己没有清晰认知的方面都有能力控制和管理我们的生活，就如同大海表层下的激流才是它最强大的动力。

　　涉及变化时，我们尤其矛盾。在赚钱、谋取事业或者想要孩子的愿望背后，我们也许能发现自己对变化的抗拒，这个隐藏的含糊心理涉及成长过程，以及对分离和痛失的挣扎。我们可能想要一段恋爱，但又同时抗拒或反对，这通常是因为我们需要保护自己，为了不感到脆弱，不被抛弃，不失去控制或者不被消耗。有人可能潜意识里对原生家庭非常忠诚（尤其如果他们觉得自己的家庭比他人的家庭优越），他们很难再从属于其他人。还有些人觉得要对他们的一方家长负责，因此与他们分开或者离开他们会感到焦虑。他们维持儿时的家庭结构，担心于改变他们的身份，忠诚于家庭的错误及遗产。

　　变化是微型的告别：我们的童年，我们熟悉的角色，我们熟知的自我。发展和创造意味着分离，活出未来而不是珍视过去。未经处理的过去不会允许我们前行，它会拖住我们，像是家庭历史的守门人。

　　对真相的寻求让瑞秋不得不质疑她的两难。她想知道自己真正是谁，是怎样的隐藏力量在控制她的生活。我们追问，对于她想要孩子的感受，哪部分是真心的，哪部分是防御性的。涉及要孩子的话题时，作为咨询师，我们需要非常小心，不能把社会规范和心理目标混淆。我们的目的是让大家自主抉择。抉择的自由是疗愈的成就。

　　"我为什么要把孩子带到这个世界上？"瑞秋提出了一个我还没问的问题，推进了一个深层的两难课题，我们后来才完全明白。

　　在这个阶段，要不要孩子的争论看上去只存在于瑞秋和丈夫之间。马克认为他们应该要孩子，但是她存疑、困惑、模棱两可。不过很快，瑞秋的内在矛盾表现出来，很明显，正面和负面的声音都是她自己的，是她自己和自己争论：要还是不要？

　　瑞秋谈起她的恐惧。"这个世界是个很糟糕的地方，如果把孩子生下来，"她更加大声地说，"认真讲，我能对孩子承诺什么？充满战争的世界？即将毁灭的星球？仇恨和暴力？我的孩子会对他们的孩子承诺什么？我觉得这是一个很自私的想法，认为这个宇宙需要更多的孩子——还有那么多人生活在水深火热中。"

她告诉我她计划离开纽约搬去另一个国家。她觉得也许她和马克在别的地方会更开心。

"你想搬到哪里？"我问。

"以色列。"她马上回答。我看上去一定很意外，因为她又说道："我知道你从那里来。我想搬去那里不是因为你。我一直想住在以色列，从我还是个小女孩时开始。我不确定为什么。"

瑞秋说我阔别的家乡正是她梦想的应许之地。

"如果我有孩子，我想住在那里。你知道以色列的每个孩子都要学习纳粹大屠杀的历史吗？"她问道。

我们沉默片刻。我记得校园里的我们怎样站在那里等待警笛拉响。我记得二年级时一个纳粹大屠杀幸存者来到我们班，她跟我们讲她的童年，说她和我们一样大时曾赤脚在雪地里走了好几个小时。每次有人抱怨冷时，我们都会提起这个故事。

"你永远都不会在纳粹大屠杀中幸存。"我们曾经这样互相调侃。

我记得五年级时，有一次课间休息，孩子们列出人们躲避纳粹分子的所有藏身之地。我们讨论可以藏在哪里。我想起故事里有的母亲试着让婴儿安静，这样不会暴露他们的藏身之处。那天晚上，我无法入睡。我想象纳粹党人来我们家时我的小弟弟会哭。第二天，我决定练习和他一起藏身。我装好他的安慰奶嘴和一些婴儿玩具，把他带到我们卧室的衣柜里。我们待在那里，感觉有很长时间。每次我听到声音就嘘他，保证他不会暴露我们的下落。当我听到母亲来了，我们才出来，然后我把他放回婴儿床。那曾经是个秘密，直到多年之后弟弟长大了，我才告诉他。

纳粹分子总会出现在我们的噩梦中，孩童时期我们总会害怕坏人会找到我们，杀掉我们。

"是的，每个以色列的孩子都知道纳粹大屠杀，"我对瑞秋说，"你希望自己小时候知道这些吗？"

"是的。我真的希望。小的时候我听说过，但是不知道大家的生活以及他们个人活下来的故事。我没有看过照片，比如多年后我才看到的孩子穿条纹制服的照片。我只知道我的家人在欧洲有过不好的遭遇。"

瑞秋的家人试着保护孩子们不受他们的创伤影响，对此从来闭口不谈。瑞秋知道一些不好的事情发生过，但是具体并不了解。她有一些不好的感受，但是无法用语言形容。她希望家里能有一个叙述出来的故事，或者具体的照片，帮她了解什么是真实的，什么仅是她的想象。

很重要的一个问题呈现出来。对于创伤幸存者的下一代——继承者，怎样更好——告知还是不告知？假如我们祖辈的创伤不管怎样总会潜入我们的心理，这是否还有必要？

许多家长都专注于这个难题，担心他们的痛苦对孩子的影响，试图让伤害减到最小。家长希望保护孩子，不让他们承受自己的痛苦；孩子试图保护家长，不让他们揭露或者重温他们的创伤。家长和孩子之间潜意识中串通的目的是避免痛苦，因此压抑那些经历，让它们成为未说出口的秘密。

描述创伤性事件可能会让人压力过大，或许会造成"二次创伤，"即我们接触到他人创伤时所产生的心理痛苦。让人不安的报道或者残酷的照片重新演绎创伤性事件，让那些未曾有过直接经历的人感到创伤。

在以色列谈论纳粹大屠杀已属正常，因为他们强调记住创伤的重要性，这样大家就"永不忘记，永不原谅"。自小就接触纳粹大屠杀的恐怖不仅教育以色列的孩子，通常也会给孩子带来创伤。他们虽然无法完全明白，但已经经历或者重温纳粹大屠杀的历史，他们个人及文化的遗产。

记住和重温痛苦是犹太教传统的一部分，贯穿于许多仪式，比如逾越节晚餐[1]时对奴役和解放的"记忆"重现在我们的感官和行动

---

1 逾越节是犹太教的主要节期之一。此节期是为纪念犹太民族如何获得拯救，脱离在埃及为奴的历史。逾越节晚餐是犹太教仪式，标志着逾越节开始。

中。重温创伤连接过去和未来，我们的历史和我们的命运。它把被动的牺牲品变成主动的推动人，受害者变成胜利者。

以色列国家本身的诞生仅在纳粹大屠杀三年之后，基于犹太人遭受持续迫害的创伤，因此希望为犹太人创立安身之所。这样把消极变为积极的动机，第八章我会详细讨论，目的是让受害者从挫败无助中解放出来。

当父母在暴虐下存活，攻击性会散落于他们的心智，也因此存在于我们心中。他们的创伤让他们高度警觉，对威胁的容忍度很低，并且会本能地快速进入攻击性过强的自我保护机制中。他们自己的攻击性本能通常会被分开考虑和否认（"我们不是施虐者，我们是受虐者"），他们接触到的任何暴力都会唤醒高度焦虑和过度反应。也正因此，受害者会变成施暴者，对他们自己的作恶毫无觉知。

记住创伤的两难困境在于一方面它承担向受害者致敬的需要，珍视这个身份和遗产，试图防止罪恶重演；另一方面它把过去、现在和未来捆成一团，下一代被要求认同上一代，被卷入前人的创伤和痛失中。

涉及创伤时，我们总要寻求微妙的平衡，谈得过多还是不够，什么太露骨、什么太遮掩，哪些会带来创伤、哪些是被压抑的，因此还是在保留其原始的、沉默的形态。我们经常会陷在这样的两极中，因为涉及创伤时，规范与控制总会充满挑战。

瑞秋告诉我，她希望自己能了解得更多。她家庭的历史被缄默了，未被处理的家庭创伤成了压抑的秘密，没有任何相关的语言或象征性的想法。这类秘密在我们心中像不明物一样存活，我们无法认清、触摸或者改变，它像鬼魂一样传给下一代，能感觉到，但是不能识别。

"当我还是个小女孩时，曾经什么都害怕。"瑞秋说。她停顿了很长时间。

"你知道吗？从六岁开始，我睡觉时会在枕头下面放一把刀。"她温柔地说，"我的父母不知道。这是我的秘密。我记得第一次的情形。半夜所有人都睡着了，我去厨房。我打开抽屉，找到一把橙色的刀，然后拿到我的房间里。"

"你害怕什么呢？"我问。

"那天晚上我被一个噩梦惊醒。梦里我抱着一个婴儿，有人追我们。我得保护那个婴儿，我抱着他/她跑。"她看着我又说，"我对这个记得很清楚，因为那晚之后我几乎每天晚上都做同样的梦，做了好几年。"

"你和婴儿一起躲起来吗？"我问。想起我也曾经和弟弟一起藏起来。

"没有，我找不到地方藏身，所以我只能跑啊跑。没有避难所，没有地方让我感到安全。"

　　我想象瑞秋为她的生命奔跑，怀抱着婴儿。她开始有这个重复的梦境时自己还只是个孩子。我们谈话时许多问题冒出来：那个婴儿是谁？是觉得这个世界不安全的瑞秋自己吗？她在逃离什么，逃离谁？

　　没有藏身之地，婴儿在那个世界里不安全。

　　我让她告诉我自己描述这个梦境时脑子里的任何联想。

　　"纳粹党人。"她点头，"我脑子里唯一想的就是这个。也许我在布达佩斯，逃离纳粹党人。每天晚上我都伴着那把橙色的小刀入睡。早晨我会把它藏在书桌里，睡觉前我再把它放到枕头下面。直到现在，我从未告诉过任何人。"

　　"那时你觉得不安全，所以你现在害怕把一个婴儿带到这个不安全的世界。你不想让婴儿感受到你儿时的感受。"我说。

　　"我想让我的孩子告诉我任何事情。如果他/她害怕，我想紧紧抱着婴儿让他/她感到安全。"

　　瑞秋开始想象她自己的孩子。她谈论儿时的恐惧越多，也越发明白为什么不能想象自己有孩子，推测他/她可能会像她那样经历生活。不要孩子是她保护他/她的方式。

　　瑞秋叹息。她说："我不得不藏起我的恐慌。我无法告诉任何人。我不想让他们觉得我有什么问题。恐惧是我童年最大的秘密。"

瑞秋多年来觉得她似乎携带着一个禁忌的秘密，但是或许，我猜测，她的秘密是为了保守其他人的秘密。

"你的外公的秘密是什么？"我问。

瑞秋没有回答。她很严肃地看着我。

"谁知道呢？"她小声说，"我从不过问。"

*

几个月之后，瑞秋怀孕了。她生下了一个小女孩，她和丈夫给她起名茹思。

我很兴奋看到她来办公室时带着茹思，这个娇小的婴儿有甜甜的脸蛋。茹思看着我微笑。

"你当然会微笑，"瑞秋抱着她的婴儿温柔地说，"你记得她的声音，还在我肚子里的时候就听过。"她指着我。"是啊，你知道她帮妈妈生下你。她让我意识到我可以在我怀里给你创造一个安全区。你还不需要知道所有大人了解的这个世界。"

瑞秋把茹思放在胸前，茹思睡着了。瑞秋告诉我婴儿的名字是母亲选择的。她告诉瑞秋和马克这是瑞秋出生时她想给瑞秋取的名字，这个名字曾经写在蜡烛上，每年的纳粹大屠杀纪念日，她的父母都会点亮，但是她父母曾强烈反对取这个名字。

"茹思是在奥斯维辛集中营被杀害的一个家庭成员，"瑞秋对我解释说，"当母亲想给我起这个名字时，外公外婆说那样不好。'没有必要让婴儿承担逝者的名字。'外婆含泪对我的父母说。她看着在一旁沉默站着的外公。母亲告诉我她的父母曾对她讲犹太婴儿是最重要的证据，证明纳粹党没有赢，没有毁灭我们。'这是我们的下一代，就在这里。'外婆曾说，'她应该有一个乐观的名字。'"

瑞秋的母亲试着说服她的父母，但是她越争论，他们越生气，直到外公变得非常气愤。

"新生儿应该和未来连在一起，而不是旧世界。我们的外孙女应该和幸福连在一起，而不是恐怖。你有什么毛病？"他冲着瑞秋的母亲呵斥，离开了房间。

"那是母亲见过的他最激动的一次，无论之前还是之后。"瑞秋告诉我，"他是一个非常平稳理智的人。她几乎从未见过他哭。母亲告诉我小时候她伤心的时候，父亲会把她抱起来，紧紧抱着她，直到她不能呼吸。之后他会看着她问：'你现在感觉好点了吗？'如果她点头，他会把她放下来，互相不看对方，他们会各自回自己的房间。他们从未讨论过情感，我母亲对他的过去也一无所知。她只知道他是从'那个地方'来，并且他的全部家人都在奥斯维辛集中营被迫害。她不知道他是怎样一个人存活下来的，也没有人敢问他。"

瑞秋和我现在认识到，过去是要求被遗忘的。那次争吵之后，她的父母放弃了。他们给她起名瑞秋。《圣经》中，瑞秋是雅各布的终生所爱，瑞秋的父母知道她也会成为他们的终生所爱。

外公外婆去世时，瑞秋还小。许多年过去了，当她的母亲建议给新生儿取名茹思，瑞秋和马克即刻就爱上了这个名字。

"我希望我的孩子和我们家的历史有连接。我想让她知道我们是谁。"瑞秋告诉我，"我做了一些研究，发现在1930年代，茹思在匈牙利是一个流行的名字。我肯定当初外公外婆不想想起那些，但是作为下一代，我不仅想面对过去，还要珍视过去。"她看着熟睡的茹思时脸庞放光。

这段时间瑞秋和马克开始研究带着茹思搬到以色列的可能性。

"我要达成儿时的心愿。"瑞秋微笑着告诉我说，"我觉得特别幸运，马克在那里找到了工作。我有没有告诉你他有家人在那里？我从小到大身边没什么亲戚，外婆是家里的独生女；她有个姨妈，但和她没什么联系。我父亲这边也没什么亲戚。但是在耶路撒冷，我们有一个世交，和外公一起在纳粹大屠杀中幸存的人，就像他的兄弟一样。战后外公移民到美国，他的朋友去了以色列。我们以前经常在夏天的时候去拜访他，我记得他的女儿及外孙女，他的外孙女和我差不多大。他现在肯定已经过世了，但是不知道他家里人是否还在耶路撒冷。"

瑞秋打开手机，滑动她的照片。她找到了童年相册里的一张，把手机递给我看。这是瑞秋八岁时和另外一个女孩的合影，她们手拉手微笑着对着镜头。

"这是耶路撒冷老城的市场，"她解释说，"我甚至都不记得这个女孩的名字。我们计划春天去旅行，筹划搬去那里的一些细节。也许我应该找找这家人。如果能找到这个外孙女还是极好的，你觉得呢？"

*

在他们计划旅行的几个月前，瑞秋某夜醒来，浑身是汗。从那天晚上之后，她开始夜惊。她刚一入睡，就会马上从床上跳起来，惊恐地嘶喊。她很困惑，担心自己哪里出了问题。

夜惊症（sleep terrors）是由中枢神经系统的过分兴奋引起的，研究表明大部分创伤后应激障碍患者都会有这一类惧怕。噩梦是涉及情节的不好的梦，与之不同，夜惊通常会让人有强烈的惊恐感，但是对这个感觉没有清晰的叙述或相关的情节。症发时人会醒来尖叫，但说不出任何梦境。早晨醒来他们也不记得发生了什么，所以历史上把夜惊当作"鬼上身"或者其他幽灵活动也不奇怪。

瑞秋很失落。小时候，晚上她会觉得身处险境，似乎她会死去，似乎什么恐怖事件正在发生，但是她无法解释。她的症状显然和她不了解的情感因素相关。我们推测这和她即将到来的旅行有关。

当我们开始探索瑞秋夜惊的特点时，它们开始变化，一个熟悉的噩梦重新浮现。

"我在为生命奔跑，怀中抱着婴儿。和我六岁时梦到的一模一样，就是那个让我在枕头下放刀的梦。"瑞秋看上去困惑沮丧。"大概十五年前我就不再做那个梦了。昨晚我又回到那里，只是现在我家里有一个真的婴儿，梦里的婴儿看着像是茹思。真是太烦了！"她沮丧地哭着说。

"听上去像是纳粹大屠杀的记忆。"我说，"当你谈到以色列的时候，你通常会把它和纳粹大屠杀联系到一起。也许这个即将到来的旅行引出了你的家庭创伤。"

瑞秋叹气。她很清楚地明白我的意思。家里没人提及的那个创伤已经侵入她的心理。

特拉维夫大学的约兰达·甘佩尔博士提出了她所谓的"创伤的辐射性"，借用核物理领域的比喻。它描述社会政治及可怕的暴力所带来的残酷和毁灭性的影响。我们无法让自己不被多年之前、在遥远之地发生的事件影响，即使是那些我们没有亲身经历或者不知道具体细节的事件。与核辐射一样，情感和躯体上灾难性的辐射渗透到下一代的生活中。它的表现形式包括情感和躯体上的症状，对创伤的回忆，对人生命的袭击。

过去的痕迹无处不在。压抑的秘密成为无名的恐惧。它们活在我们心中，像是辐射一样，没有形状、颜色或者味道。我们的心智无法阻止过去的毁灭性影响入侵我们的心理，在瑞秋的案例中，她家庭的创伤一次又一次重演。

"我对那时发生的事情一无所知。"瑞秋说。我们看着对方，她又说："外公曾经提到他们到奥斯维辛集中营那天是个很美的春日。那个地方看上去很绿很祥和，但是有一点他不喜欢：一股奇怪的刺鼻的味道，有点甜和陌生。现在想来，那是死亡的味道。"

我们双方沉默。

"战争开始时，外公还很年轻。他失去了所有的家人。他是唯一的幸存者。"

"他失去了谁？"我问。

"我不知道。"瑞秋听上去很沮丧，"他提起过奥斯维辛集中营的天气。他提起过他最好的朋友，和他一起活下来的。但是他从未提起过他失去的家人。"

"我想知道茹思是谁。"她补充道，眼里有一丝新的亮光，"我知道我的噩梦是被这次旅行引发的，但我觉得不应该取消它。我应该找到外公朋友的家人，找到真相。我欠自己和我们所有人一个真相。"

　　瑞秋计划四月中旬出行，未曾想过她到的时候是纳粹大屠杀纪念日。她会找寻家庭历史的遗迹，试着弄清儿时以来心里一直携带的令人不安的画面。

*

　　名字是个人身份认同很重要的一部分。第一次做咨询时，我通常会问来访者他们名字的含义，会问谁给他们取的名字，为什么取这个名字，以及他们的名字是否有什么特别的意义或者相关的故事。名字与父母对孩子的情感和希望相关，代表他们希望或想要孩子成为什么样的人。名字也反映出父母要这个孩子时的心情。它包含对过去的记忆以及对未来的愿景。

　　家长给孩子取的名字通常和去世的亲属或朋友有关。孩子的名字可能来自于父母曾经所爱的，所敬仰的，或者认为具有某些特征的人。名字可能反映某些期待、责任或者角色。比如，我的一个来访者以他母亲的父亲命名，因为他母亲的父亲正好在他出生之前去世。在咨询中，我们把他的名字和在他出生时就被指派的角色连接到一起，因为他的角色是母亲的看护人。他的母亲形容他是一个成熟和负责的婴儿，从小就充满智慧，她经常向他寻求建议。另

外一个来访者的名字是他的母亲取的，意思是"我的"。后来我们
发现他的父亲对要孩子很犹豫，他的母亲觉得这个婴儿属于她独自
一人。

　　在第二部分我会阐述，用悲惨情况下丧生之人的名字给婴儿取
名有深层意义，悲惨的情况例如自杀或被谋杀。通常这样表达的愿
望不仅是为了让失去的复活，还有修复过去和疗愈创伤。

　　四月中旬，瑞秋、马克和小茹思前往以色列——去寻找他们的
未来，搜索过去，探究茹思是谁。他们的发现令人难以置信，但实
际上又可信。一下子，所有事情都能说通了。

　　在耶路撒冷，瑞秋、马克和茹思见到了瑞秋的外公在奥斯维辛
结识的朋友的家人。他的朋友几年前过世了，但是他的女儿和外孙
女见到他们很高兴，邀请他们去耶稣撒冷的家。

　　"我们在周日早晨见的他们，"瑞秋告诉我，"我从未感受过像
那天在耶路撒冷那样的和风。我们走进主人的家，茹思在背兜里睡
着了，他们邀请我们坐在阳台上。我们刚一坐下茹思就醒了，我把
她介绍给大家。'这是茹思。'我说。那位母亲看着我，愣了一下。
她什么也没说，去厨房拿茶和饼干。回来的时候，她说：'你们给
她取名茹思多有意义啊。我父亲原来经常谈起茹思。他说你外公一
直都没从她的丧生中恢复，他生命的一部分也随她而去了。'

　　"我不知该说些什么。我太尴尬了，羞于告诉她我不知道茹思

是谁。我只听母亲说她是死在奥斯维辛集中营的一个亲戚，她的名字在纪念蜡烛上，每年的节日，外公外婆都会点上。我无法呼吸，只能保持沉默。马克看着我，知道我的需要。他转向主人，问她是否可以告诉我们她知道的关于茹思的一切。

"然后我们发现了外公的秘密。她对我们说，战争开始时，外公已婚并且有一个叫茹思的女儿。当他们到奥斯维辛集中营时，她还是个婴儿。他的妻子和女儿跟他分开了，被带到女囚区。之后他再也没有见过她们。有人告诉他她们被带到毒气室，刚到之后几个小时就被杀害了。"

瑞秋说他们正聊天时，警笛拉响了。女主人抱歉事先没有让他们做好心理准备。"这是一个多么具有象征性的时刻，"她说，"今天是大屠杀纪念日。我们的传统是起立默哀，缅怀被杀害的六百万同胞。"

他们一直站了很久，直到警笛结束。之后那个女儿说："我相信这个对你来说一定很奇怪，对我们来说也不容易。"她的声音很温柔。"我是老师。警笛拉响时，这里的孩子往往会咯咯笑。我记得我小时候也这样。你们从国外来，也许能明白孩子很难接受这些，处理这些恐惧对他们来说很困难。"

瑞秋看着我，然后开始哭。"我真是欣喜给女儿取名茹思。"

我们感觉局面扭转了，意识到这个私密的噩梦是她生活在无法想象的创伤记忆中的方式。随着过去的故事成形，我们看到瑞秋的幽灵变成了祖辈。她终于有了一个可以道明的故事，而不是一次又一次地重温。她的世界终于安静了，除了她的眼泪和呼吸声——现在也不那么费力了。

第二部分
PART 2

我们的父母：他人的秘密

本部分挖掘我们父母的秘密和我们出生前及婴儿期被隐藏的真相。它探索已知和不得知的兄弟姐妹的丧生，以及对健在的孩子及他们后代的影响。它描述不受欢迎的婴儿的不解之谜——意外怀孕不得不生出的孩子以及他们为了存活的不断挣扎。它审视父亲和父亲的身份，并且深入讨论修复和重复的关系：我们想疗愈父母的创伤、治好他们受伤的灵魂的愿望，相反地，可能让我们重温和重复他们痛苦的经历。

正是我们对那些无法更改的或者无法修补的事情的接受能力允许我们开始哀悼，允许我们哀悼我们的及父母的痛失和错误，能让我们和生活建立连接，迎来新可能的降生。

第 5 章　当秘密变成鬼魂

　　我的来访者诺亚从他记事起就一直对死亡着迷。八岁时，他就每天读报纸上的讣告栏。"我想知道这个人是谁。"他会说，试着和母亲分享他的好奇心。但是母亲会耸肩说："你永远无法真正知道。"

　　诺亚想知道，他必须知道。他寻找，调查。那些去世的人曾经是什么样的？他们丢下了谁？他们去世时多大？自己会死吗？父母会死吗？

　　几十年过去了，诺亚带着他所谓的"对逝者的执念"来找我。他想知道关于讣告栏里那些人的所有事情，我想知道关于他的所有事情。每一次诺亚带着一篇讣告来咨询室时，我们都会一起拼凑各自的拼图，捕猎缺失的东西。

　　"我知道了。"诺亚报告，经过几小时在家里费尽心思的调查，谷歌搜索，填补近期讣告的日期和细节。"我觉得我已经明白所有的一切。现在我可以放下了。"

和诺亚不同，我不明白。还缺少许多诺亚的个人历史，我试着耐心等待它们来到这个房间。我的经验告诉我，那些缺失的部分迟早会出现。我只需安静地聆听，邀请它们进来。

当诺亚找不到他拼图里的东西时，他会很烦躁。他举起报纸大声给我读一个叫玛丽的女人的讣告，之后翻起眼皮。"听这个有多讨厌。"他说，"他们为什么写'罗纳德'是她的第二任丈夫？如果你谷歌他，你会发现这个罗纳德是她多年前和第一任丈夫一同撰写的一本书的翻译——而第一任丈夫也叫罗纳德。"

我有点迷糊，玩笑式地想：也许她只喜欢叫罗纳德的人。我的反应是因为我很难明白这些细节，这让我有点焦虑。我还不完全明白为什么诺亚对这些逝者的事情这么好奇。

"她的两任丈夫都叫罗纳德——有没有这个可能？"诺亚问。他重新数这几个罗纳德，好像需要确认这些名字的背后有什么含义。

他心里记得那些去世的人，并且拒绝忘记他们。他收纳他们的故事，好像那些属于他自己。在这个意义上，那些人既没活着也没死去，而是像鬼魂一样存在于两个世界，永不会完全现身，却存在于他的生活中，现在也存在于我的生活中。

随着我加入到诺亚的调查中，我开始发现鬼魂——逝者的鬼魂，他历史的鬼魂——困扰着我们两个。我们获知的总是不足。

"你出生时母亲多大？"有一天我问他，试图想象他的家庭。

诺亚回答："44，我想。很老，对吧？"

他马上就 44 了，而且还没有自己的孩子。

"你老吗？"我问。

"我猜是吧。"他说，"从小到大，作为四十多岁的父母生育的独生子并不容易，出于某些原因，我总想象自己有一个双胞胎兄弟，出生时就夭折了。每一次我拿这个开玩笑时，母亲就会生气。她觉得那是我对死亡的另一个疯狂想法。我暗自假想我们两个都是诺亚，诺亚一号和诺亚二号——就像苏斯博士（Dr. Seuss）故事里的奇奇和妙妙。"

"那你呢，你是诺亚一号还是诺亚二号？"我问。

"我当然是诺亚二号，我看着像诺亚一号吗？"他开玩笑接着说，"让我想起了玛丽生活里的罗纳德一号和罗纳德二号。你觉得她曾经同等地爱他们吗？你不觉得她嫁给罗纳德二号只是因为她想念她的第一个罗纳德，希望他能健在吗？"

我听着诺亚的话，想象他曾经是怎样孤独的一个小男孩，沉迷于父母死亡的想法，还有他所谓的逝去的哥哥的离奇幻想。

他的故事有许多空白，在咨询中我们试着将其填补：想象他曾经是怎样的；思考他的梦境和幻想的含义；了解他儿时对一个哥哥的渴望，以及他一直感受到却无法定义的悲痛。

随着时间的推移，诺亚不再研究讣告，而是更多地谈起他自己心灵的缺失，他象征性的死亡。我们讨论他假想的死去的哥哥代表他自己"死亡"的部分，包括他对世界抑郁性的出离，以及他父母情感死寂的方面——他们双方还和他有联系——尤其他的母亲，总让他觉得有隔离感，好像她把情感投入到她已经丢掉的事情上。

周六的晚上，我收到诺亚的电子邮件。"阿特拉斯博士，"他写道，"今天早晨发生了两件震惊的事情。我等不到下次咨询再告诉你。"第一件是他母亲那天早晨去世了。第二件是他发现自己确实有一个死去的哥哥。

"今天早晨，"他在邮件里继续写道，"我拥抱父亲时，他告诉我有件事情他们一直不想给我造成负担。他说：'你小的时候，我们决定直到哪天我们哪一个去世了才会把秘密告诉你。'"这个秘密是的确有另外一个儿子，大概比诺亚大一岁，在诺亚出生前去世了。他的名字也是诺亚。

"父母在一个小坟墓旁边预留了他们的墓地，"诺亚继续写道，"我们明天下午会让母亲在那里入土。诺亚一号44年前被埋在那里，只有8个月大，就在我出生和以他命名的不久以前。他们不想让我因此伤心，让我痛苦或受重创。"

经过几十年的找寻，诺亚二号现在终于可以完成这个讣告。

*

　　诺亚的发现当时让我很意外，当我 2015 年 4 月在《纽约时报》"沙发"栏目发表这个故事时，我俩谁都没想过反响会怎样。在专栏发表的几个小时之后，我开始收到许多人的电子邮件，分享类似的经历。

　　曾经让诺亚觉得只属于自己的奇特故事原来许多人都有，每人都觉得那只是发生在他们自己身上神秘费解、不同寻常的事情。大家分享他们失去兄弟姐妹的故事，他们直到晚年才发现的秘密，以及那些秘密怎样出现在他们心中。有几个人写到他们发现自己曾经是双胞胎之一但另外一个出生时就去世了，以及这个创伤对他们生命的影响。隐秘的现实及其在心里出现的方式之间的巧合通常被看成是似乎没有道理、有时甚至难以置信的经历。这留给所有人一条强烈的连接，连接他们的过去和现在，连接他们起初无法解释的感受和家庭的创伤。大多数人捉摸不清的是，他们的家庭秘密与心智和身体对自己意识层面未知信息的反应有不可思议的同步性。

　　我听说过一个男人，我叫他本杰明。许多年来，从他还是个孩子开始，他就一直做一个梦，梦里他被活埋在地下。他会半夜醒来，惊恐万分，告诉父母他害怕回去睡觉，因为他不能呼吸。他的父母希望他长大后这个梦会消失，但实际上，事情越发糟糕。十三岁时，本杰明患上幽闭恐惧症(claustrophobia)[1]，在他需要坐地铁时会尤其严重。没人能明白为什么他会有这种恐惧。

　　本杰明一直都知道他母亲的家人在纳粹大屠杀中被迫害了。他知道她失去了她的父母、祖父母和叔伯，她作为儿童幸存者移民到美国，她在十六岁时遇到了他的父亲。直到本杰明四十多岁时，他才知道他的外公是怎样去世的——他曾经被活埋。他的父母不了解创伤遗传的方式，从未把他的噩梦及其他症状与他们的家庭创伤历史联系到一起。正如第四章中的瑞秋一样，故事虽然很恐怖，但了解到外公的惨死让本杰明不再经历这个噩梦。当我们的心智回忆起来，我们的身体可以自由地忘记。

　　我也听说过艾米。她的故事也和噩梦相关，也是通过身体处理记忆。二十岁初的一天，艾米从一个恐怖的噩梦中醒来。梦里她坐在一架坠毁的飞机上，被烧死了。艾米没见过她的父亲。在她母亲怀着她时，她的父亲在坠毁的飞机上身亡，艾米从小知道父亲的悲剧，但从没想过这会影响她的生活。为什么她突然经历他的创伤，仿佛那是她自己的？为什么在她的梦里，她是那个被烧死的人？噩梦重复出现，连续一个月，没有一个晚上艾米不是带着自己将死的感受入睡的。她开始患上急性焦虑症，飞机燃烧的悲怆画面不曾离

1　幽闭恐惧症是对密闭空间的一种焦虑症。患者在某些情况下，例如在电梯、车厢、隧道或者机舱内，可能陷入恐慌状态，或者害怕会发生恐慌症状。

开她。她去看医生，竟意外地发现自己怀孕了。

正是艾米的怀孕，让她的家庭创伤浮出水面：她的父亲在快有孩子时去世的创伤，失去丈夫的怀孕女人的创伤，永远不会看到父亲的未生婴儿的创伤。她的身体记得心智无法记得的东西。

人们可以在大脑意识层面之外互相连接，并且用非语言的方式互相交流，这一直都是心理学探索的课题。与流行文化不同，心理学家不会把这些归于我们心智的魔幻想法或超能现象，而只是一个简单的概念：潜意识。

潜意识交流是指一个个体与另外一个个体交流时，可以不经过意识并且没有意愿，甚至双方都没有觉知。这样的影响是很深远的——我们以我们不能完全清楚或者控制的方式互相连接，我们对彼此的了解比我们有意识地认知更多。

艾米流产了，这是她第一次接触到心底携带的悲痛：哀悼一个从未出生的婴儿，从未见过的父亲。和诺亚一样，未处理的家庭悲剧让艾米在潜意识中与过去连接，认同她从不了解的逝者。揭开家庭的创伤，处理痛失及其对生活的深刻影响，让每个人解开和过去之间的无形束缚，让他们自由地创造自己的未来。

第 6 章 死去的哥哥，枯萎的妹妹

我们的创伤遗传塑造我们的行为、我们的感知、我们的情绪，甚至我们的记忆。从小到大，我们就学会听从父母的信号；我们学会绕过他们的伤口，试着不提及并且坚决不触碰那些一定不能被打扰的角落。在我们试图避免他们的以及我们自己的痛苦时，我们对自己眼前的东西视而不见。

在埃德加·艾伦·坡（Edgar Allan Poe）三部短篇侦探故事中的第三部——《失窃的信》（*The Purloined Letter*）里，信在王后的闺房被盗走了。读者不知道那封信的内容，但知道它是机密和禁忌的。警察到家里，觉得信应该藏在那里，他们四处寻觅但是找不到。后来才知道，那封信原来根本没被藏起来，而是在众目睽睽下一个普通的卡片架上，因此迷惑了警察——他们原本期待揭示一个隐藏的真相。

隐藏秘密最好的地方是敞开、暴露的地方。我们总会断想我们能看到的东西一定是我们了解的，但实际上，许多我们不了解的地方恰恰藏在熟知中，有时甚至在非常明显的地方。通常我们知道它其实就在我们眼前，但是，我们仍然看不到。

当我第一次见到我的来访者丹娜时，我不知道她的家庭创伤会触动到我自己的。在我们创造的空间中，我的家庭创伤被揭开、被激活。一个鬼魂唤醒了另一个，不知不觉，我们被带到一个新天地。

我母亲的哥哥是在海里淹死的，当时他十四岁，我的母亲只有十岁。这在我们家不是秘密，但我们从不提及。我们都知道母亲无法言说她童年的那部分经历。我们明白，对她来说，牢记是她经历自己无法经历的事情的一种形式。那个在十岁时就支离破碎的小女孩从来没有恢复过来。她的一部分也随哥哥而去，只有外公外婆客厅里挂着的一张照片才能提醒大家，多年之前一些事情是非同寻常的。

我们作为她的孩子十分警惕，从不触碰那显然敞开着的伤口，因此它也成为我们所有人的敏感部位。

有时，当街上有人吹口哨，我们就会停止呼吸，等着母亲很快叹气说："我的哥哥。"她的声音会变成小女孩似的。"他会吹口哨，他吹的是最响的。"之后她会停顿一会儿，转变话题。

在我们试图保护所爱之人，不让他们感到痛苦时，我们会让那些记忆、故事和事实从我们心里被遗忘，隔离，藏起来。我们知道，但我们仍然不记得。我们的潜意识总会忠于我们所爱之人，忠于他们灵魂中那些无法言说的事实。所以即使某些熟悉的东西活在我们心中，我们仍把它看成是内在的陌生人或不明物。

我当然知道母亲失去了哥哥，我当然记得我听说过的每个细节，同时，我又不知道、不记得。母亲童年的那部分住在我内心一个隔离的胶囊里，与其他东西都不相融。当我的来访者丹娜第一次来到我的办公室，告诉我她死去的哥哥时，我看着她的眼泪，不记得也没有认出那个时刻她是我崩溃的母亲。我只知道我无法呼吸。

丹娜告诉我她想开始做咨询。"但这和我去世的哥哥无关。我只是太情绪化了，我需要学会怎样控制我的情绪。"她说。

和我的母亲一样，当丹娜的哥哥在一次车祸中丧生时，她也十岁。现在她二十五岁。"一个人需要哀悼多少年呢？"她问，因为自己又开始哭泣而感到沮丧。

她告诉我这么多年来她恨自己无法像个"正常女孩"一样生活，无法停止流泪，无法无视那些指责和"那个失去哥哥的女孩"的窃窃私语。

为了忘记，她搬到纽约，成为一个"全新"的人。"甚至，"她说，"我不确定我是不是因为他哭。我就是这么一个爱发牢骚的女孩，我需要咨询，这样可以开始我的生活。"

"开始你的生活。"我留意到。

"也许我曾经开始了，但是我不得不暂停，我不知道怎样解除暂停。"她回答。我看到她手指点触着椅子，用孩子式的语气问："你知道怎样让我的生活解除暂停吗？"

*

我母亲的哥哥是在地中海淹死的。她曾经很崇拜他；她爱他吹的口哨，他的玩笑，他棒极了的想法。

丹娜跟我讲她的哥哥。"他是全世界最好笑的人，"她微笑着说，"我曾经想长大以后嫁给他，或者至少嫁给一个像他那样的人。"她的眼里充满泪水。显然她的痛还很强烈，她无法不带任何悲痛地讲完一句话。丧生不可能被完全处理，但在这个阶段，对于丹娜来说，这还是一个打开的伤口，每次想起它，痛苦都难以忍受。我明白她需要我拉着她的手，慢慢引导她来到这个痛苦绝望的伤心地，但此刻我没有意识到我也在观察我自己家里的重创。

十五年来，丹娜都是独自一人承受她的痛苦。她拒绝和任何人谈及过去，这样的拒绝可以让她保护自己不至于崩溃。但这也要求她暂停她的生活。她被"冻结"在那里，还是那个刚刚失去哥哥的十岁的小女孩。

哥哥去世之后，她的父母双方都陷入抑郁，无法正常生活。她的父亲不得不离职，母亲无法下床。这是典型的丧失。丹娜失去的不仅是她的哥哥，实际上她失去了所有——她的家庭和她曾经熟悉的生活。她不能带着自己的困惑和无法承受的痛苦去打扰父母。她试着让自己相信所有事情都一如既往，试着专注在学业上。但是她无法专心，每门功课都不及格。"我很蠢笨。"她总结道。

*

走进我的办公室对丹娜来说是可怕和陌生的。她朋友的治疗师把她推荐给我。她把我的电话号码放在她包里一年之后才给我打电话。

多年以来她都试着不去想、不去知道；当她感受过多时，她会把自己抽离出来。仿佛她把自己锁在阴暗的地下室，现在我们正试着慢慢打开灯，避免晃到她的眼睛。

遇到痛苦时，我们很难不感到孤独。在某种程度上讲，所有的感受都是孤立的、费解的，我们通过语言把它们转换成可以和他人分享的形式。但语言并不总能描绘出我们感受的精髓，从这个意义上说，我们总是孤独的。涉及创伤和痛失时，这一点尤为确切。为了生存，我们不仅和他人脱节，也和我们自己脱节。我们哭诉我们的痛失——我们所爱的人，曾经拥有过的生活，曾经的自我。

哀悼是一个私人的、孤独的经历。它往往不会让人聚合到一起；通常它会让人们分离，如此，他们孤立于他们的痛苦中，感到不被认可、不被理解，或者隐身。我们需要另一个心灵帮我们了解我们自己的心灵，感受和消化我们的痛失，以及所有那些因我们太焦虑而无法与之连接的感受：我们的羞耻感，暴怒，对逝者的认同、愧疚甚至嫉妒。

丹娜需要我从内在了解她的痛苦，她不知道，但或许能感觉到，实际上我对她感受的了解比我们双方意识到的更多。我不需要记住我自己的历史，我正在经历它。我是她的治疗师，我是我母亲的女儿，我也是一对儿女的母亲。我见证并认同我的母亲和丹娜——死去的哥哥的枯萎的妹妹。所有这些角色——有的有意识，有的没什么意识——伴随着我们的征程。

"从某种程度上讲，我们永远在哀悼。"我说。我的话也是在情感上提醒自己，实际上，痛失的过程持续几十年、几代人，我的孩子和我也经历了那个未被处理的痛失，那个我至今还健在的母亲六十多年前经历的痛失。这个悲痛存在于我们每个人的心中，从这个意义上讲，这也是我们家庭遗传的一部分。

*

丹娜清楚地记得那个时刻。就在暑假来临的几天前。虽然所有人都来上课，但显然老师也放弃教学了。孩子们在筹划期终晚会，这时教室门被敲响了。

我自己的母亲正坐在餐桌旁边做作业，盯着作业本。她是个优秀的学生，总会按时完成作业。突然她听到一声尖叫。那是她母亲的声音，听上去像一只受伤的动物。

听到敲门声时，丹娜正望着窗外。老师打开门，丹娜看到护士在老师耳边悄声说些什么。她们看着都很严肃，然后老师说："丹娜·戈伦，护士要你去她的办公室。"

我母亲听到她的母亲嘶喊、啜泣、尖叫："我的儿子，我的儿子去哪里了？把我的儿子还给我！"所有邻居都闻声赶来聚在家里，哭着向上帝祈祷这是一个巨大的错误。突然，她的母亲躺在了地上。

丹娜安静地和护士走到她的办公室，门一打开，她看到父母，他们让她坐在身边。

"之后我就不记得什么了。我只记得我当时实在不明白出什么事了。所有人都很失落，而我是隐身的。我知道一定发生了很糟糕的事情。"

丹娜哭了。我和她一起哭，好像这是我第一次听这样的故事，如此糟糕，如此痛苦，如此绝望。这是我第一次想象一个年幼的妹妹失去哥哥，在某种程度上讲，这确实也是我第一次允许自己想象那些难以想象的。

和我的母亲一样，我从没让自己想象过那个经历，去体验它或感受它。丹娜把我带到一个埋藏家庭秘密的地方。不去记得使我们能够让事情离自己远远的，避免踏进可能太过危险的领域。我随丹娜一起走进去，并未彻底意识到要去向哪里，只是安静地跟着她参观一个隐藏的坟墓。

丹娜哭了许多天，好几个月。她哭的时候，有时我会和她一起哭，给她解释她为什么哭，她如何困惑害怕，她怎样觉得愧疚、丑陋和肮脏。她怎样看着父母崩溃但无能为力。她怎样和死去的哥哥一起枯萎。

慢慢地，她开始觉得不那么吃力了，开始重新融入生活。

*

丹娜做咨询的最后一年，我生下了我的第三个孩子，米娅。

"她会有一个哥哥。"母亲听到这个消息时哭着说。我知道她想起自己做妹妹的时候，也使我想起了丹娜。

几天后，我收到了丹娜的邮件。

"欢迎你，宝贝公主。"她对我新降临的女儿写道，"我致信于你，刚出生的妹妹，我也是重获新生的妹妹。"

第 7 章　不受欢迎的婴儿

　　征不记得他的姐姐，珍。她丧生的时候他才几个月大。他从小总会听到她惨亡的故事。他知道她是在他们长大的郊区的街上骑自行车，在去看朋友的路上，被车撞死的。她当场就没命了。珍当时十二岁，是家里最大的孩子，也是家里五个孩子中唯一的女孩。

　　对于五月中旬的那个早晨，征的三个哥哥有各自的回忆。他的二哥记得那天母亲穿的裙子；三哥说他忘不了警笛的声音，但是不确定是救护车的声音还是警车过来告诉他们珍的死亡；他最大的哥哥杰克信誓旦旦地说母亲跑出门时把婴儿掉在地上了，就是征；但是他们的父亲总坚持说没这回事。

　　但他们都觉得，自从珍去世后，父母就再也不一样了。

　　家里人似乎都遵从一个不成文的规定，所有人都避免提及珍。他们知道提她的名字可能会让母亲责备什么。

　　"你为什么让柜门一直开着？"她会生气地说，"我跟你说过多少次吃饭时不要张嘴！"

兄弟们都记得那天他们让父亲给他们买自行车，父亲怎样试着说服母亲。

"尤其是因为过去的事情，"父亲说，"男孩子不应该害怕骑自行车。所有的专家都会告诉你这样做是对的。"他和母亲争论着。

那天晚上，母亲收拾好一个背包说要出走。她告诉他们她计划把自己扔到火车下面。征记得兄弟们追着她，叫喊、啜泣。

"妈妈，求你别走！"

他们在街上追她，她走得越远，他们的哭声越大。

后来他们再也不要自行车了。

每年五月，全家都会去祭拜珍。他们会站在那里几分钟，男孩子会看着父母清洗墓碑，所有人都沉默着直至离去。

征记得身体里的不好受，胃痛，以及感觉自己仿佛做错了什么事情。但从不明白为什么会有那样的感觉。

到了 35 岁，征开始经历他所谓的神经衰弱（neurasthenia）[1]。

六个月之后，他决定开始咨询。

我们见面的第一天，他这样描述他的衰弱："它无缘无故就发作了。前一天我还好好的，第二天我就垮掉了。"

1　神经衰弱是一个在 20 世纪初受当时的西方医学影响而传入中国的术语，用以表示人体神经实际上的机械性衰弱，症状包括疲劳、焦虑、头痛、心悸、高血压、神经痛以及抑郁。

　　我让他讲一讲他患上神经衰弱之前的生活。我想更多地了解他是一个什么样的人。

　　征说他和贝拉几年前结婚，他们有一个小女儿。

　　"她名叫珍妮。"他说，然后停顿了很长一会儿，"我曾经有个姐姐，她去世的时候我才几个月大。她叫珍。"他继续说："当我女儿出生时，我想珍藏对姐姐的记忆，但是我不想用我姐姐的名字给她取名。我害怕姐姐的名字会给她带来不好的运气，或者上帝保佑，这不会对她的生活有什么坏的影响。你知道，有人说这不是一个好主意。"

　　征看上去有些不好意思。"我知道这可能有点奇怪，"他说："我和贝拉决定取一个 J 打头的名字。"

　　我意识到他自己的名字也是 J 打头的。我明白她对女儿名字的矛盾：一方面，他害怕伤害到珍妮；另一方面，他潜意识想让他的姐姐珍重生。

　　我让他跟我谈谈他的姐姐。

　　征有些犹豫。"我什么都不记得，"他说，"我的意思是，我当时还是个婴儿，所以我告诉你的不是我自己的记忆，而是我听别人说的。我只知道我的哥哥们经历了很大的创伤。他们记得她，而我不记得，所以对我没什么影响。"

　　"那对所有人都很难，但是对你没那么难，你是这个意思吗？"

我问。

我看他在思考。

"另外一种难吧，我猜。"他回答说，"我周围的人显然都很伤心。伤心这个词都不准确。他们都颓废了。

"而我，我也不知道我的故事是什么样的，坦白和你说，我只是觉得被孤立了。所谓的'自食其力'。"征微笑着，又说，"我甚至都没有什么'这个或那个发生在我身上'的记忆，除了我已经告诉过你的。仅此而已。说真的，我几乎没有任何儿时的照片。我的哥哥杰克告诉我，母亲听说姐姐的事故之后把我掉在了地上，但那可能也没真的发生过。我不想编造故事。"他看上去很困扰，说："有人告诉我在咨询中可以勾勒出童年的整个故事。不是说我不想那样，但那应该是关于什么的故事？就好像搞实证研究，但没有任何数据；这是没有办法实现的。我说的是这个意思。"

征担心编造出一个虚假的人生故事。于是，他构建了一个充满空虚的故事。在他自己的童年里，他似乎没有扮演任何角色，我不得不猜想他参与生活的能力。仿佛征要确保他不完全存在。

虽然大多数人都有儿时的故事和回忆，但是不记得早期的事情也很正常，尤其是刚出生及婴儿期的时候。我们不总能知道我们的父母是否计划怀孕，或者那是个"事故"。实际上，我们并不总是知道我们的亲生父母是谁。产后抑郁症以及从我们被孕育或早期生活而来的其他危机经常被浪漫的说法所遮掩。当事情出错时，秘密就产生了。

　　婴儿刚出生的第一年对他们的将来有巨大的影响，探索来访者的婴儿期尤其棘手，因为我们依赖于别人讲的故事，他们决定我们讲述什么，知道什么，甚至记得什么。

　　婴儿期的秘密是不成形的事件，在我们心里留下印迹，但是缺乏相关的具体的故事。它们是我们存在的框架。它们塑造出我们的形状，甚至它们持续隐藏于我们的内在。

　　征和我从当下的、我们知道的细微之处开始：他有一个小女婴，他的家里遭受创伤时他也是一个婴儿。他的姐姐珍和他的孩子珍妮，以我们还没完全明白的方式连接着。他的童年被笼罩在姐姐去世的乌云下。他从没停下来想过过去，而是大步向前，离他的过去尽可能远，直到他垮掉。

　　征带我一路来到他生命的起初，我知道那个阶段通常是最令人费解的。

　　他离开我的办公室之后，我发现他把安慰奶嘴落在椅子上了。

*

　　一个星期后，我又和征见面。

"上次咨询之后，我感觉很好。"他说，"我告诉贝拉，你没问我关于我的神经衰弱，让我松了一口气。我对我垮掉的样子感到很羞耻，尤其那段时间，就在我们的女儿出生后，我需要坚强起来。我想要和父亲一样坚强，即使姐姐去世了，他还是坚定的。而我现在，非但没有表现出男人的坚强，反而行为像是我的母亲——或者，甚至更糟——我不是成人，而是一个垮掉的婴儿。我为此感到极度羞耻和自我怨恨。所以，我很高兴你让我谈生命的开始，而不是……"

征停下来。他看起来很困扰。

"而不是你生命的终结？你刚才要说的是这个吗？"我问。

"感觉是这样的。"他轻轻地说，没有看我。

"感觉像是你生命的终结。"我重复他的话。

"是的，自从珍妮出生后，我开始想我的死亡。"他说。我意识到珍妮生命的开始可能让征感到这是他生命的终结，就好像他生命的开始是他姐姐珍生命的终结。

"当一个人出生了，另外一个人去世了。"我说，几乎是悄声地。征抬头看着我。

"感觉就是这样的，"他点头说，"但这不对，我知道。应该有足够的空间给所有人。"

我感到一阵悲伤。有没有可能在征的心里他们之中只有一个才能活下来？这是否是他家人隐藏的想法？

"我来这里咨询是因为想到我的女儿现在和我儿时有同样的经历我就很痛心。"他说，"我担心她会和我一样，有一个伤心的、不能正常生活的家长。我不想像我母亲那样。"

我好奇，想更多地了解他的母亲。征告诉我他的母亲大概五年前去世了，他的父亲在一年之后也去世了。

"我的父母双方都去世了，现在关于我的童年，我没有人可以问。"

"你有任何记忆吗？"我问。

征犹豫。他想了很长一段时间之后说："我记得我们家的阳台，我记得门口。我放学回家，很黑，我看不出来家里是否有人。我从来都不喜欢那个房子。"

"这个记忆里没有人，你注意到了吗？"我问。

"我们有四个兄弟，但是我几乎是自己长大的。"他回答说，"我的哥哥都比我大很多，他们一个个都离开了家。我离家比较晚，二十五岁左右。我感觉要对父母负责任，要和他们在一起。后来，母亲病时我照顾她。我记得她在医院里生命的最后几天，感觉她好像在等待死亡。我会连续几个小时坐在她床边，那是我第一次听她提起珍。听上去仿佛她等不及要和珍团聚。"

"她对你说什么了？"我问。

"她不是在和我说话。"征澄清说，"我坐在那里，但是她忽视我，只是不停地说话，好像对她自己说，或者对珍说。我不确定，但没关系。"他毫不在意地说："我不介意妈妈忽视我。"

他描述自己坐在母亲旁边听她说话时的样子，某些地方很感人。我感到他的爱，他的渴望，他的孤独，以及他对自己隐身身份的接受。在那里的人是他，但好像他并不存在，好像他是那个死去的孩子，他去世的姐姐才是那个仍然活在他母亲心里的人。

我们一起沉默着坐了很久，我意识到我可能成为征的母亲，她疏忽他，而他从未对她有过任何要求。

往往在不知不觉当中，咨询师会参与来访者的童年场景，扮演他们的看护人的角色。儿童时期的依恋关系决定咨询关系，也以同样的方式塑造咨询之外的其他关系。期待被爱的人会确保别人爱他们，而期待被忽视的人通常也会招致忽视。作为咨询师，我们的目标是检测这些模式；问自己我们的来访者如何带我们重温他们早期的关系模式，追问对他们来说我们成为了谁，在处理旧的依恋关系的同时创造新的、不同的模式。

就像对他的母亲一样，征对我没有什么要求。他耸肩解释道："这都能说通。我现在有一个婴儿，我知道这有多难。自从珍妮出生后，我一直想起我的父母。他们有五个孩子。一个去世了，你能想象吗？他们在她死后要照顾三个小孩子和一个婴儿。没人能办到。"他总结道："妈妈颓废了，所以才这样。她忽视我。"

征不生母亲的气的一个很简单的原因是，即使她去世了，他仍然渴望她。她越疏忽，他对她的需要和渴望越强烈。作为孩子，他没有其他获得安全感的途径。他试着把她看作是"好的"，因为相对于没有母亲，他倾向于有一个疏忽的母亲。我意识到，对于征，认同他的母亲和她的痛失，比想象自己是个孩子和承认他的痛苦更容易。然而潜意识中，他在继续重复忽视的模式：挣扎于他未被满足的需要，忧虑于世界可能会拒绝他的所有其他方式。

征查看房间。突然他指着我的桌子说："我想上周我把珍妮的安慰奶嘴忘在这里了。"

"是。"我说。我看着我的桌子，想起我把它放在那里以记得还给他。

征看上去对我一个字的回答不太满意，仿佛他在期待另外一个答案。这是我第一次看到他有一点失望。

"继续说。"我回应他脸上的表情。

"你不觉得我把它落在这里是有原因的吗？一定有什么原因，对吧？"我明白他邀请我往深处看，寻找更多。

"你觉得是什么原因？"我问。

征微笑。"我是个婴儿？"我微笑。他继续说："我觉得自己真是个孩子。也许我想把安慰奶嘴忘在这里，像个男人一样回家。"

"这说得通，"我说，"但有没有可能你既想忘掉又想记住？"

他表示好奇，我继续说："也许你想把你婴儿的部分落在这里，但还想回来挖掘它、发现它。也许你想找到过去丢掉的部分，揭开你自己生命的真相。"

征点点头。"如果它没那么有意思呢？"

我停顿。我听到他有多害怕记起儿时感到多么无趣和被拒绝的经历。他不想感受儿时的伤害，意识到他多么需要他的母亲。我暗示也许他想记起，想发现，而不只是遗忘，这引起他的焦虑。

我想到安慰奶嘴这个词，意识到小时候的征试着安慰自己，而不是哭着找妈妈。作为成人的他展现他随和的一面，不需要任何人照顾他甚至理解他。他不生气，不表达沮丧，而是试着自己管理自己的情绪，压住任何情感。征觉得他不应该依赖任何人。在咨询中，他也确保自己不会太依赖我。

英国儿童心理学家和精神分析学家唐纳德·威尼科特（Donald Winnicott）写道：母性最有意义的功能之一是"情感依托"。他把父母任何一方躯体怀抱婴儿的意义与这个功能相联系。情感依托是指父母稳定的情感怀抱和可靠的相伴，让婴儿感到安全、被保护。家长在心里惦记着婴儿，能够容忍婴儿的情绪，明白她的信号。当婴儿在躯体和情感上感到安全，她感到世界也是安全的，她可以依靠家长，并且相信她的需要会被满足。当情感依托崩塌了，婴儿通常会停止向他人求助，而是转向内在。当婴儿感到被丢下时，她可能感觉会经历威尼科特所说的"永远坠落"（falling forever）。这是情感崩塌的感受，无尽头的坠落。

征学会不向父母寻求安慰和情感依托。我感觉他是通过放弃得到父母的安慰和回应来保护自己。他成了一个没有太多要求的男孩，以及后来的男人。他可以管理自己的情感，直到某天它破裂了，他也垮掉了。

征离开我的办公室，我知道我们还没谈到他的神经衰弱。我注意到，他又把安慰奶嘴落在扶手椅上了，我在想他这样一直落下它是否因为他觉得自己是那个被遗忘和被丢掉的？他是否在担心他不在的时候我会不记得他？

*

后一次咨询，征早到了三十分钟。他按门铃时，我还在和另外一位来访者做咨询。

我按蜂鸣器让他进来，猜他是否把咨询的时间记错了。

我意识到自己开始担心他。我设想他坐在那里，在我的等候室，猜测我为什么还不让他进来。我害怕他会下结论，以为我把他给忘了，我想象他努力试着不感到受伤或者不生我的气。

当我终于打开门时，我看到征坐在椅子的边沿玩手机。

"嘿，"他看着我说，"你期待我的到来吗？我没想让你出乎意料。"

"你担心我可能会忘了我们的咨询吗？"我问。

"没有。"他很快回答说，"我只是想，也许我来错时间了，也许你还没准备好见我。我们说的是 11∶15 还是 11∶45？我猜 11∶45，对吧？希望我没打扰到你。我的意思是，你刚才和别人在一起。"

征很不舒服地在椅子上挪动，又说："这不是什么大事。我只是想，也许我应该离开，下次再来。"他眼含热泪。"真丢人。"他小声说。

"你以为我没有期待你的到来，你赶忙过来，但是我完全把你给忘了。"我说。想着他用"期待到来"这个词，以及它与怀孕的关系（英文中"期待到来"一词也指期待婴儿的到来）。

"别担心，没关系。"他说，对我也对他自己。"你没有必要期待见我。你是我的咨询师，不是我的母亲。"他肯定地说，保证我们两个都明白他记得这一点。

"但是也许你感到受伤，因为那个时刻我真的像是你的母亲，一个没有期待你的到来的女人。你觉得她可能会拒绝你或者更想和其他人在一起，和她另外的孩子在一起。"

征看上去很严肃。"这有可能。"他说，"你知道，在我衰弱之前，我曾时常这么想，很疯狂。

"晚上我睡觉之前，我曾经反复想，想着我的老板想解雇我，然后聘请其他人。我告诉贝拉我有一个不好的感受，感觉我的老板不想要我。现在回想起来那都不是真的，但是出于什么原因，我当时肯定他曾计划丢下我。"

"丢下你。"我重复他的话，指点他让他想起他听到的关于自己童年的唯一故事。

"你曾以为你的老板想让你离开，或者也许计划丢下你，像你母亲原来那样。"我提示道。

他看着我，有些出神。

"我明白你的意思了。"他说，"就好像我在重复没人想要我的感受，即使到现在，跟你在一起的时候。"

我点头，征继续说："我跟你保证，我原来多么努力地工作。早晨我第一个到办公室，晚上最后一个离开。我曾以为自己是个好员工，但后来我开始觉得他们不喜欢我而且计划丢下我。这些都是从珍妮出生之后开始的。"他停顿下来，我看到他在思考，试图建立连接。

"你在想什么？"我问。

征看着很伤心。他向我解释对他来说被老板赏识有多么重要，但是随着时间的推移，他越发感到被拒绝和情绪化。

"每天早晨我醒来都感到害怕，觉得自己要死了。那很糟糕。但是那天早晨尤其糟糕，真正创伤性的事情发生了。"

征深呼吸。他看起来很犹豫，好像不确定自己是否能继续讲下去。

"我可以告诉你发生了什么吗？"他问。我知道他这个问题并不是在问我，而是再一次地问他自己。他没有等我回答。

"我刚到办公室，电话就响了。是贝拉。我听到她在哭。

"'我需要你现在回家，'她哭着说，'是珍妮。她摔倒了，我不知道怎么办。'

"我放下所有事情赶紧跑回家，像疯子一样。我跑啊跑，不知道跑了多久。我的脑子里旋转着千百万个念头。我想：'这一天终于来了。她要死了。'我想：'我怎么能让它发生呢？我真是个蠢货'。"他看着我说，"别问我为什么，我不知道。我不知道我为什么觉得那都是我的错。但是我一直跑。我听到身后救护车的警笛声，我惊慌了，试着跑得更快，想在救护车到达之前赶到。当我终于到家时，我看到妈妈在地上，珍妮活着，在她怀里。"

我听到他称呼贝拉为妈妈，但没有打断他。

"她哽咽着说：'我刚才特别特别害怕。我不知道该怎么办。珍妮从高脚椅上掉下来，不动了。她甚至都没哭。我以为她死了。'

"我看着珍妮。她看上去还好，但是我无法让自己平静。我坐在地上，在贝拉旁边，感到我的身体在颤抖，好像我对它失去了控制。我哭啊哭，停不下来。从那之后，我停止了正常运转。我下不了床。我整日地哭。我想过自杀。"

征停顿。他看着我重复说："我觉得那都是我的错。我脑子里的声音说该死的人应该是我，不是她。"

存活下来的人心里会有许多负罪感。我想着征的姐姐珍，以及他希望他的女儿能给她新生，还有这次，想杀掉他自己作为替换。珍妮的摔落是创伤性的，因为它象征他姐姐的事故，还有他自己儿时的创伤——在情感上和躯体上被丢下。虽然他存活下来，但他潜意识里认为事故都是他的错，包括那时的和现在的。

征在经历他无法用语言表达、处理甚至记得的感受：存活下来的、垮掉的婴儿的悲剧。他的衰弱不仅和姐姐的去世相关；实际上，相关的还有婴儿时期的他与母亲之间持续的被孤立的感受。征成长过程中的感受——但他从不让自己知道——是母体排斥所造成的深度创伤。他潜意识中的焦虑是母亲因为不想要他而丢下了他。这个事实对征来说太具毁灭性，因此他不让自己知道。他的办法是取悦母亲，并且保证他从自己的生活里消失。他很难参与生活，他总会面临自杀的念头并纠结于自己拥有任何事情的权利。女儿的事故让他心里那个备受创伤的孩子被唤醒。他必须接触自己死去的部分，才能开始生活的流程。

征和我明白，他早期童年的经历在他的衰弱中重现了，我们决定回到从前，去发现早期的经历是什么样的感受，去体验它，这样征才可以重新融入世界。

*

几个星期过去了，征感觉强健了一些。我们每周二 11 : 45 见面，现在他非常准时地到达，有时会迟到一两分钟，但从不早到。他确保是我等他，而不是反过来。

当我开门时，征走进来总会开同样的玩笑："嘿，你期待我的到来吗？"我俩都知道他指的是敲门可能会引发他的焦虑，担心我会不记得咨询，我会把他忘了，甚至希望他不会出现。

但事实并非如此。实际上，我期待见到征。我知道自己有多想保护他，把他想象成一个婴儿，因为我了解他的过去，以及家长和婴儿早期的交往对孩子之后生活的影响。

二战期间，在汉普斯泰德幼儿园，安娜·弗洛伊德（Anna Freud）是第一个知名的研究员，她发起对婴儿和儿童细致系统的观察。但直到许多年之后，了解婴儿心智的改革才开始。在 1980 年代，精神病学家和精神分析理论家丹尼尔·斯特恩（Daniel N. Stern）把当代婴儿研究带到精神分析领域，改变了许多对儿童发展的旧的假设。他做的最重要的纠正之一是针对 1960 年代创立的一个主流理论，即婴儿起初有"自闭式的心灵"因此无法与他们周围的世界互动。现行的婴儿研究推翻了这个假设；实际上，婴儿从出生开始就在和他人交流。他们了知所在的环境，对身边人的眼神、声音和停顿，以及面部表情都有反应；他们与他人展开持续的对话。

　　婴儿和家长之间的互动是当前婴儿研究的重点。视频微观分析是用来研究和记录他们每时每刻交流的一种方式。哥伦比亚大学的比阿特丽斯·贝比研究员邀请家长和婴儿在她的实验室里玩，就像在家里一样。他们使用两台摄像机——一台拍摄坐在母亲对面婴儿椅上的婴儿，另外一台聚焦在母亲的脸和上半身——它们生成一个家长和婴儿双方的分屏画面。

　　这个研究关注语言和非语言互动的几个方面，包括他们的眼神如何朝向和远离对方（家长通常会看着他们的婴儿，而婴儿会在看他们和看别处之间交替，这样他们可以调节眼神接触所导致的刺激的强度）。研究观察他们的面部表情和声音，分析他们怎样协调表情和动作。研究员聆听和记录家长和婴儿之间的轮流对话。

　　观察分屏画面时，贝比指出看护者通常能接收到婴儿的动作、姿势、眼神和表情，并且婴儿对母亲行为的所有细节都有反应。婴儿和他们的看护者共同创造一个节奏。家长看到婴儿微笑时，通常看上去很开心，婴儿哭时家长会担心。当婴儿把头转向旁边时，家长的动作强度会减弱；当婴儿看起来很忧虑时，家长会降低声音；当婴儿继续转向家长时，家长会试着让婴儿兴奋。家长对婴儿说话，之后让婴儿说；婴儿以他们的语言方式回应。他们轮流配合着对方的节奏。

家长和婴儿之间的理想互动并不是指完全同步，或者"完美"匹配和超高反应度。相反地，动态的交流演化包含不协调的时刻和潜在的误解，以及随后的重新协调和修复。

这些研究强调的事实是：分裂是每段关系不可避免的一部分。实际上，1989 年杰弗里·科恩（Jeffrey F. Cohn）和爱德华·特罗尼克（Edward Z. Tronick）指出不完美的互动和不匹配的交流是常态而不是特例。他们表明一个"足够好"的家长 70% 的时间都和婴儿有轻微的不匹配和不同步，只有 30% 的时间和婴儿协调一致。他们提出好的关系不是源于完美的契合度，而是成功的修复。家长重新与婴儿合上拍的时刻才是重要的。这是日后信任的基础，家长和婴儿明白他们可以回到能被互相看到和理解的节奏。

五十余年的研究强调婴儿和家长早期的互动关系对将来发展、依恋和心智健康的影响。这些研究推测婴儿在日后的童年期及成人期会遇到的一些困难，而这些困难都基于早期婴儿对看护人的依恋。比如，许多研究的重点是家长的回应能力，它是安全依恋的关键要素。研究表明，婴儿 3 个月和 9 个月大时，较弱的母性回应能力会让婴儿在 12 个月大时有不安全的依恋，在 3 岁时会有消极的情绪和攻击性行为，10 岁之后会有其他行为问题。

　　我试着想象征是个婴儿，认识到他成年时的退缩。我试着想象他在他母亲眼里看到的是什么：她的痛苦，她的愤怒，她的负罪感，还有她对他缺失的回应能力。我不知道他对那些即使有时没有直接传达给他的东西有什么样的感受。我明白自己不知道的有很多，并且可能永远都不会知道。早期的一些经历已经永远尘封了。

*

　　征走进房间，坐在沙发上。

　　"昨晚我和杰克聊了一些，我的大哥。"他说，"我告诉他我在做咨询。我对他说小时候的许多事情现在都想起来了，尤其是我还是个婴儿的时候。很奇怪，我不得不告诉你。我从没想过我能跟他说这些事情，并且当他告诉我他已经做咨询几年时我震惊了。'我们小时候经历了很多，'杰克说，'尤其是你。'

　　"'为什么是我？'我有点困惑。'你们认识珍，而我不认识。'"

　　征停顿了一下看着我。

　　"我的哥哥杰克告诉我在他的咨询中他意识到有两类人：一些

人失去了什么，另外一些人从一开始就一无所有。'我纠结于这个想法，'他说，'我总会跟我的治疗师说起你，征，和我们其他这些失去了的人不一样，你从未有过。我告诉她：因此征是我们当中最受伤的。'"

"你可以想象这让我有多迷糊，"征说，"我对他说：'杰克，我不明白你在说什么。'之后他告诉我大概他八岁的时候妈妈发现怀上我了，她很失望、很生气。她不想再要一个孩子，她责备父亲让她怀孕。他们吵了很多，并且有一段时间不说话。"

"'后来你出生了，然后几个月后珍死了。'杰克说。我觉得背后像被扎了一刀。你和我说的所有事情突然明了了。他们一开始就没想要我。"他直视我的双眼说，"我的父母从来都不想要第五个孩子。四个对他们来说已经够了。最后他们也只剩下四个。"

我们两个都沉默了。

我被震撼了，但并不意外。通常那些没有被完全邀请就来到这个世界上的人很容易被认出来。他们看上去像是游客，可能是随时会走的外人。像征一样，许多这样的来访者都没有连贯的存在感，因此在咨询中让他们创造清晰的早期生活的故事更难。

1929 年，在一篇标题为"不受欢迎的婴儿和他的死亡本能"（The Unwelcome Child and His Death-Instinct）的开拓性的论文中，匈牙利精神分析师桑多尔·费伦齐描述了一些来到这个世界上的人，是他所谓的"家里的不速之客"。费伦齐证明婴儿的不受欢迎和其潜意识中想死的愿望有直接联系。他描写他的有些来访者悲观、多疑、对他人充满不信任，并且有自杀倾向。他发现他们都有一个共同的经历：他们的孕育和出生都不是父母想要的，不管他们后来是否得知。费伦齐描述这些人容易并且愿意死去。

征深吸一口气。"我没事，"他说，"这是不是很好笑？确认给我的是最糟糕的真相，但是我并不觉得糟糕，相反，我觉得更好了。你知道你原来总说我是一个没有故事的婴儿，现在我有了。也许它不是一个开心的故事，但是它是真的，是我的。"

我知道征还有许多事情需要处理。有很多问题要问，有很多需要哀悼，让他气愤，并且需要原谅。

如今，当征走进我的办公室时，他不再问我是否期待他的到来。母亲，他的母亲，不想要他的母亲，已不再被藏掖，因此我们现在可以谈论她，而不是重温他和她的关系。征爱他的母亲，但是现在他可以自由地感受那些被她拒绝和从未真正拥有过而造成的侮辱和羞耻。

能够自由地思考和感受——纵然是最令人困扰的想法和痛苦的情感——可以让人体验到生命力。这个与生俱来的权利——虽然之前被否认——让征终于可以选择生活。

第 8 章　准许哭泣

年轻时候的我很熟悉来访者本之前服役的那支部队，我有些朋友曾在以色列国防军（Israel Defense Forces）的同一支精英突击队。本在那个部队作战的时候，我也在以色列从军，是文艺兵团的歌手。现在在我纽约的办公室——三十年后——我收集关于他的资料，问他服兵役的事情。他告诉我他部队的名字，我点头写下来。

我记得我的乐队被安排到那个部队基地表演的那天。当时没有感觉有什么不寻常或戏剧性，只是我爱上了乐队的鼓手，并且很开心那天晚上如果我们开车回家会太危险，因此只能留宿在那里，在加沙的汗尤尼斯（Kahn Yunis）。那是 1989 年，我记得他们给了我们枪，说是应急用。我当时不知道怎么开枪，虽然几个月之前我参加了基础培训。我和我最好的朋友都认为杀人是恶业（bad karma），因此培训时我们假装自己在听，但实际上我们并未学会怎么用枪。在我们去汗尤尼斯的路上，我们没感觉有什么大不了的。应急嘛，我们想，我们能应付。

特种部队的军人给我们派了一辆装甲车，并且在我们开进纳布卢斯（Nablus）时，有车队陪着我们。路上很颠簸，到了某一段，乐队的音乐制作人决定坐在装甲车的车板上。他比我们年长一些，三十几岁，曾经也是音乐人和那支部队的预备兵。我们看着他，觉得好笑，便问："嘿，怎么了？你还好吗？"

出乎我们所料，他开始哭。"我老婆怀孕了。他们没告诉我要来加沙，我没想到会这样。这真是疯狂。"

我们互相看着对方，不知道该怎么办。我们当时不明白，为什么他觉得这很疯狂。我们已经去过各个战区，从没觉得有什么特别危急的情况。我们没怀疑过我们从小长大的世界。从某种程度上讲，不稳定的国家安全局势和我们必须履行的兵役感觉像是毫不相关的干扰。生活在于未来，而不是现在或者过去。它是由希望和远大的梦想组成的，我们用深厚的友谊，用爱，用音乐推开我们的外部现实。

我转身冲着鼓手微笑，他也冲我微笑。我们有我们的小秘密，我们周围的战争感觉就像是背景噪声。

那天我们在一个小房间表演，周围是一群和我们年纪差不多大的士兵，但是他们看着更成熟，而且我们相信他们也比我们勇敢得多。我们知道演出结束之后，我们不能询问他们的活动细节或者他们的特别行动，但实际上我们对那些本来也没什么兴趣。我们更感兴趣的是他们的高中经历，想知道他们留在家里的女朋友是否在数着天数，直到他们的兵役结束。

现在，在本的第一次咨询中，他告诉我，作为十八岁的军人，他不知道等待他的是什么，他现在才意识到那时的一切有多疯狂。

"我部队里的大多数朋友都疯癫了，"本说，"但我没有任何创伤后应激障碍或什么的。我还好。"

"我猜我们都还好。"我心想。我一方面完全这样相信着，但另一方面知道这不可能是真的。我们还好，但我们也一点都不好。

本成长的文化把以色列年轻男女经历过的事情都正常化，他谈起童年时在以色列的经历，还有现在在纽约的生活。他说他和凯伦结婚了，十八岁时他们就在一起，他们试着怀孕。他直视我的双眼说："从我还是个孩子开始，我就想成为父亲。我来这里咨询，因为我想成为一个好父亲。"

*

星期一的早晨，本走进我的办公室，脸上有大大的笑容。

"博士。"他说，然后停顿下来。

他叫我博士，把我的学位当作外号，我知道他心情不错。

"凯伦怀孕了。"他微笑，之后纠正自己说，"我们怀孕了。你知道我憧憬这个孩子有多久了，我们怀孕有多难。"他停下来看着我说："我就要有一个男孩了，我告诉你，博士，我要有一个儿子了。"他把手放在胸前深吸了一口气。"上帝保佑我有一个儿子。"他严肃地说。

后一次咨询时，本告诉我他的一个梦：他是个婴儿，在父亲的胸口睡着。他的父亲亲吻他的脸颊，在他耳边轻声说："哭吧，宝贝，现在该哭了。"

"多奇怪。"本说，"家长通常不会提出让他们的婴儿哭，而且父亲尤其不会鼓励他们的男孩像娃娃一样哭。"

"当你想到你的父亲和哭泣，你脑子里出现了什么？"我问。

"他知道我需要哭。他给我准许，我想。"本安静了好一会儿，之后继续说，"我从未见过父亲哭。即使他自己的父亲去世，即使我去参军时所有的家长都站在车边流泪，我父亲也没有。他只是来回走，然后过来给我一个用力的拥抱，说：'不需要哭，孩子。你只管做你需要做的，愿上帝与你同在。'"

"当你十八岁，成人时，你的父亲告诉你不要哭，现在，你发现你就要成为父亲了。他在你的梦里抱着你，告诉你现在可以哭了。"

本点点头。我们意识到我们对这些被准许的眼泪，对于父亲、儿子，对于脆弱和男性气质的混合，有许多需要了解。

*

　　本对我说，他的父亲出生在伊拉克，1950 年代和他的家人逃
难到以色列。我的父母也和本的父亲一样，从伊朗和叙利亚逃难到
以色列。我很熟悉那种移民的复杂性。1950 年代早期的以色列还是
一个崭新的国家。它建立在纳粹大屠杀的创伤基础上。

　　二战末期，许多纳粹大屠杀幸存者在以色列找到了家，他们
加入战前搬到那里的远离欧洲亲人的东欧移民。战前搬过去的移民
是犹太复国主义者 [1]（Zionists），即所谓的 "真正的萨布拉（Sabras）" [2]
（或希伯来语中的 Tzabar），以仙人掌命名，因为其外表皮糙带刺但
内在柔软甜美。这个词语在 1930 年代开始使用，用来区分旧的欧
洲犹太人和新的犹太复国主义者。萨布拉被认为是强悍的、身体好
动的和厚脸皮的，与原来对犹太人的刻板印象相反——他们被认为
是温柔和消极的。新犹太人不信教，也不学习《托拉》（Torah）[3]；相

1　又称锡安主义者，是犹太人发起的一种民族主义政治运动和犹太文化模式，旨
在支持或认同于以色列地带重建 "犹太家园" 的行为，也是基于犹太人在宗教思想
与传统上对以色列土地之联系的一种意识形态。
2　Sabra 指土生土长的以色列人。这个词还有 "仙人掌果实" 的意思。
3　犹太教律法的泛称。广义指上帝启示给以色列人的训诫真义，狭义常指上帝晓
谕以色列人的律法，即《旧约圣经》第一部分 "律法书"，包括五部经典，又称 "摩
西五经"。

反，他们潜心耕种，学习怎样打仗——一开始在抵抗运动中，后来在以色列军队。

纳粹大屠杀后——并且绝大部分由于这个原因——以色列这个国家创立了，成为全世界所有犹太人的家。第一批移民是在欧洲失去了所有、受创伤的幸存者。接下来的移民，在50年代，从中东国家——摩洛哥、也门、伊朗、伊拉克、埃及、叙利亚、突尼斯以及其他地方来。

多年来，这个新兴的以色列国家一直优待土生土长的成员，而不是更晚加入的新移民。她的目标是建立一个新的文化，鼓励移民丢掉他们原来的身份，接受真正土生土长的萨布拉犹太人身份。从心理学角度讲，我们可以看出这样是为了应对巨大的创伤。新犹太人，战士，代表从消极的受害者到积极的胜利者的转变，从被迫害的少数民族到一个强大的国家的转变。

我的父母和本的父母一样，属于1950年代塞法迪（Sephardic）犹太人[1]的那一拨移民。他们来自不同的文化；他们讲阿拉伯语，被认为是没有文化的甚至原始的。受创伤的欧洲白人霸权歧视那些移民，把他们看成低等的少数民族群体。他们生活窘迫，备受羞辱，不仅由于缺少资源和难以适应新社会，还因为他们被认为不懂礼貌

1　指在15世纪被驱逐前，祖籍伊比利亚半岛并遵守西班牙裔犹太人生活习惯的犹太人。

且文化低劣。他们讲"错误"的语言，听"错误"的音乐，带来非欧洲的文化习俗，这些都不被接受，甚至威胁犹太复国主义的白人特权。

为了融入以色列文化，所有移民都必须讲希伯来语；依地语和阿拉伯语都不被接受。塞法迪移民被要求把他们的名字改成以色列名字，通常由边境的职员来取。我的母亲苏珊现在是淑茜，我的阿姨莫妮哈现在是哈娜，图内变成了马扎尔。这个传统延续了许多年。直到 1990 年代，移民到以色列的埃塞俄比亚犹太人也被要求改掉他们的名字。这是为了告诉移民他们之前的身份是不受欢迎的，应该用一个新的取代。这是为了承诺归属感，丢掉过去能够获得一个新的、更好的未来。实际上，移民既不属于旧世界，也不属于新世界；他们陷在文化的边缘。

我的移民家庭，和本的一样，总是环绕着我的童年。我知道我的父母双方都是很小的时候和他们的家人一起逃到以色列的。母亲曾告诉我们几个孩子 1951 年他们逃离大马士革的那个晚上。那时母亲才四岁。她的父母付钱给一个有马车的叙利亚人，让他半夜来接他们以及他们的五个孩子，把他们藏在车的后面，穿越边境。

那个男人是凌晨两点到的。他们安静地冲到车后面，开始驶向边境。大概 30 分钟之后，他们绝望地发现我四岁的母亲不见了。他们把她忘在家里了。他们赶回去时发现她还在床上睡着，于是抱起她，又一次驶向边境。

他们安全到达以色列，把家安在海法（Haifa）——地中海边上阿拉伯人和犹太人混居的一座北部城市。他们租了一个一居室的公寓，我的母亲和她的兄弟姐妹在那里长大。

本的父亲十岁时和他的家人从伊拉克的巴格达搬到以色列。最初的那几年，他们住在一个叫作"麻阿巴拉"（Ma'abara）的难民营，是政府为阿拉伯和伊斯兰国家的新移民建造的。在1950年代，那样的难民营里有13万多名伊拉克难民。麻阿巴拉是歧视塞法迪犹太人的标志，因为其住房政策更偏袒阿什肯纳兹（Ashkenazi）犹太人[1]的后代。难民营里有时一千人用两个水龙头，厕所没有顶棚，跳蚤大批出没，下雨时房顶经常漏水。

"有人觉得我的家庭是幸运的，"本对我说，"因为我祖父找到了一个在当地学校打扫卫生的工作，他们可以搬到拉马干（Ramat Gan），特拉维夫周边的一个区。他们生活贫困。你可以想象男人会觉得有多糟糕，尤其是那代人，当他养不起家时。"

本看着我，寻求我的理解。毕竟我不是男人，我能明白他说的意思吗？我能理解失去能力的脆弱的男人有多痛苦吗？我懂得本也在和我讲他自己，他自己的脆弱和眼泪，以及为何需要遮掩这

1　德系犹太人，指的是源于中世纪德国莱茵兰一带的犹太人后裔（阿什肯纳兹在近代指德国）。

些——不仅为了保留他的男性身份，还有他父亲和祖父的骄傲。

"对于我的祖父来说，作为一家之主，却成为一个语言不通、没有工作、没有地位的移民是个耻辱。想到我骄傲的祖父变得那么脆弱无力，我就很痛心。实际上，他一直都无法恢复过来。他在羞愧中死去，愧于低人一等，不受尊敬，只会讲阿拉伯语——'错误'的语言。"

每次咨询结束时，本都会发给我一个阿拉伯语歌的 YouTube 视频。他喜爱法黑德·阿尔·阿特哈诗（Farid El Atrash）、乌姆·库勒苏姆（Umm Kulthum）、菲鲁兹（Fairuz）和阿卜杜勒·哈利姆·哈菲茨（Abdel Halim Hafez）。

"我父母讲阿拉伯语时一直都觉得不自在，"他说，"他们不想感觉自己像个移民。但是我记得祖父母家里的音乐，还有祖父边唱歌边流泪的样子。我曾经看着他哭，知道音乐里充满了情感，我明白那让他想起了他远离的家乡。"

"今天谢谢你，博士。"本在一次咨询结束后在电邮里写道。这次他分享的链接是摩西·艾利亚胡（Moshe Eliyahu）和他的叙利亚乐队。

我很感激本和我分享这些歌。他不知道，我和他一样，也对这些音乐很熟悉；摩西·艾利亚胡是我母亲的伯父，叙利亚著名的歌手。

我的祖父母用阿拉伯语讲话和书写，曾经也在家里听阿拉伯语的音乐。当我们去海法看望他们时，显然我的母亲不喜欢阿拉伯语的音乐，她会轻声用阿拉伯语说："可以请你把声音调小一点吗？"

多年之后，我听说在我父母的婚礼上，母亲的伯父，那位歌手被邀请上台。他同意为祝贺新郎新娘演唱他一首非常流行的歌曲《欢庆今宵》（Simcha Gedola Halaila）。我的母亲崩溃了。她在她的婚礼上最不想要的就是阿拉伯音乐，她开始啜泣。他们要求她的伯父停止唱歌离开舞台。后来他再没和她说过话。

阿拉伯音乐成了本和我咨询的背景乐。咨询时我们一起听，咨询结束后我听本电邮给我的歌，知道他需要给我的不只是他的家庭生活故事，还有语言无法传达的味道、气味和情感。

本带着他的家庭历史，移民的鬼魂，从东方到西方。阿拉伯音乐是为了重新处理那段历史，直面它，把作为种族歧视受害者的被动经历变成庆祝、自豪和拥有的主动实践。

本这个男孩，曾担负着家庭的耻辱，讲着"错误"的语言，他告诉我后来他成了以色列精英突击部队的一名骄傲的军人，在那里，流利的阿拉伯语是个优势。他在反恐部队；他们在阿拉伯城区进行卧底行动，经常讲阿拉伯语以伪装自己，收集情报。

我们开始了解他服兵役的意义及其在他受害者和胜利者身份相互影响的过程中所起的作用——自卑的人需要变得优越以疗愈

创伤。

　　这样的机理在国家层面也是一样的；建立在遭受迫害的创伤基础上的国家养育了几代军人和战士。每一场战争都是一次机遇，去重复和修复犹太人曾经的失败和耻辱。1982 年黎巴嫩战争开始之前，以色列总理梅纳赫姆·贝京（Menachem Begin）解释为什么战争是必要的。"相信我，"他对他的内阁说，"不这样的结果是特雷布林卡（Treblinka）[1]，我们已经决定不会再有一个特雷布林卡。"

　　他们有一个幻想，认为打胜仗就能修复心灵，如果打赢了，他们就是胜利者。但实际上，军人的胜利从来都不单单是一场胜利，它还包括丧生和伤害，以及重复之前想要疗愈的创伤。

　　处理旧伤的心理需求让我们回到最初的场景，我们希望在那里把消极的转换成积极的，希望在那里重新来过，这一次以不同的方式。我们希望重温并且这次做得更好、做得正确，通过修复的行为疗愈自己。遗憾的是，往往尝试修复的最后结果只是重复而已。我们在疗愈旧创伤的努力中实际上再一次给了自己一记创伤。

　　为了疗愈移民带来的代际创伤，本成为突击队的战士，这让他感觉自己是个胜利者，但是它也创造了一个新的创伤，我们刚开始翻开，探索父亲和儿子之间的纽带。

1　特雷布林卡是纳粹德国的主要集中营和灭绝营，建于 1942 年夏，位于波兰华沙东北 50 英里的特雷布林卡村附近，是"莱茵哈德行动"的一部分。有 80 多万名犹太人在此处被杀害。

*

作为孩子，我们身边的世界是我们知道的唯一的世界，军事冲突是我们面对的现实。孩子们从小就知道高中一毕业他们就得从军，为了准备好，他们试图牢记：如果他们保持强大，纳粹大屠杀就永远不会再发生。

从某种程度上讲，高中后的下一步让我们迈出自己所了解的生活，来到另外一种现实，它有自己的规定、等级和挣扎，但也是我们毕生期待的。我们都是军人，而且也没什么奇怪的。毕竟嘛，我们想，18岁时我们还能做别的什么？

每年，一小部分人会被选到特种部队服役。他们需要在一年之前就开始很长的征召流程，要面试几个月，还有体质检查和情绪测试。

本被征召到突击队。

"我真是自豪，"本说，"我真没想过兵役本身。被征收是我的目标。我想被接受，知道在所有人当中，你是那个被选中的。"他看上去好像被逗笑了，仿佛那听上去很可笑。之后他又微笑说："博士，你不觉得在美国，和它最接近的事情，就是被常春藤盟校录取吗？"

我记得我们有多为那些被征召入特种部队的朋友感到骄傲。有时我们很意外，为什么我们以为特别雄性或勇敢的人没有被征收；我们会用不一样的方式看那些被录取的人，好像我们发现了他们身上我们不曾知道的事情，比如秘密能力。

我的"特种部队女孩"故事是备受尊敬的音乐家马蒂·卡斯皮（Matti Caspi）把我招进他组建的军乐队，我的朋友都为我骄傲。我们那时是青少年，只在乎外表，以及别人怎么看我们。特种部队的男孩是我们无所不能的超级英雄、最渴望的男人，我们的社会崇拜他们。我知道那是本的胜利，他感到被认可，用他新的优越感和自豪感补偿了他家庭的卑微。

我们活在奔赴战场和爱上恋爱的矛盾之中。爱无处不在，我们经历的强度只有荷尔蒙与战争联合在一起才能制造出来。我们紧紧相拥，因为我们不知道明天会发生什么。我们要把握当下，因为它稍纵即逝。

我记得那些为几百个数月都没回家的战士表演的夜晚。我太年轻，不明白自己感受的是什么，空气中的那种紧张，我觉得在之前和之后，我都没有体验过那样的能量。

我们为戈兰旅（Golani Brigade）表演的那次让我印象最深刻。我们被邀请在他们培训的最后一天表演。音乐团每天都表演，我们通常不会提前知道观众是谁。运作单位会处理这些具体细节。我们只是每天中午见面。我们的军事司机东汗等着我们把音响设备装上车，之后启程，往南、往北或者往东。我们其实不在乎去哪里，也不介意他疯狂的驾驶，想着如果出事故，我们就终于有机会省去晚上的演出。

戈兰旅的基地在往北很远的地方，离我们的基地开车大概 3 个小时。我们累了，在车上打盹。到达那里的时候，几乎都是晚上了，我们只有两个小时搭建舞台，吃点东西，然后开始表演。我们四周环顾，那个地方看上去空空的。

"人都去哪里了？"我们问。

"他们得完成什么事，之后会马上来你们的音乐会。"有人回答。

我记得自己当时想：他们可以随时来，晚点来，或干脆不来。

我帮鼓手把鼓架起来之后检查麦克风。

"战士们非常期待你们的演出。"另一个人说。

"我们也是。"我撒谎道。

那是我们每晚表演同样的节目的第二年。那时我们甚至互相都不再欣赏对方了，睡着了都能唱出那些歌。但我们觉得抱怨很不合适。毕竟，我们几乎每晚都能回家。

"你今天能把那些歌敲得快点吗？"我问鼓手，"都已经这么晚了，当兵的还没到。我们得很晚才能到家。"

　　有时候当我们表演不喜欢的歌曲时，鼓手真的会敲得更快，我们都觉得很好笑。但是那晚不同——出于什么原因，感觉那晚特别重要。

　　我不知道那些军人是从哪里来的，但是一下子，几百个人开始走向我们。所有人都穿着他们橄榄色的军服，和我们的一样，但他们的看着满是尘土，每个军人都挎着一把加利尔突击步枪。随着越来越多的人过来，我们能感到性欲和强大的攻击性——一下子那么多年轻男人的渴望。

　　我们感到强大有力，但我们知道那是虚假的力量。作为女人，我们是欲望的对象，但他们想要的不是我们；我们只是他们表达渴望的渠道。他们渴求的是其他东西：温柔，理智，触摸，青春期兴奋的滋味。我们的目标是创造一个幻想，在那一刻，我们可以把这些都给他们。我们带来的是家乡的一撇而去唤醒他们渴望的所有。虽然我们习惯了影响这些年轻的男人，但他们的军服无法隐藏我们所知的他们内心的男孩。对于我们来说，他们是男人、军人，但也是我们高中时的朋友。我们知道肯定有很多时候他们想哭但是得藏起来，有时甚至不让自己看到。他们需要扮演分配给他们的角色，成为他们应该被培养成为的样子。

　　我站在台上，光打在我眼睛里。我看不到他们的脸，只是一片橄榄色。短暂的沉默之后，我微笑说："戈兰旅，我们真的很高兴今晚来到这里。"之后我开始唱拉欧（Laor）和卡斯皮的《摇滚女孩》（Naarat Rock）。

当我唱到女孩和鼓手交欢的那段，我回头冲着鼓手微笑。他没有比平常敲得更快，但结束时我喘不过气来。

男性气质和女性气质之间的动态关系是女性通常成为男性脆弱的容器。他们像一个系统一样运作，虽然这样的关系让一方"解除"他的依赖，把它投射给另一方，这也通常让他无法真正认清他的感受，让他否认他的恐惧、无助、愧疚和羞耻。

我们可以在男人与眼泪的关系中看到这个机理，通常很复杂。在我们的文化中，男性气质和女性气质的分歧体现在坚固（hardness）和流动（fluidity）的分歧上。异性恋文化通常过分看重坚固性——通常与勃起、男子气概、独立和主动关联，同时贬低流动性——通常与女性气质、脆弱、消极，甚至污染相连。强壮（being strong）的关联词是坚强（being hard），而不是一个软绵绵的、依赖人的孩子。

男性气质和女性气质的分歧很早就在我们的生活中呈现出来。作为一个女人，我曾意识到男人进入你的身体，可能是为了安抚他的忧愁，收住他的眼泪。爱和战争一样强烈，性和痛失一样情绪化，死亡总是无处不在。

*

本遇到他的太太凯伦时，他还是个军人。

"她曾经会在拉马干的车站等我，我一下车，我们就互相拥抱，有时候站在那里抱 30 分钟，再热也无法放手。之后我们会去我父母家，母亲会做丰盛的午饭。我们吃完之后马上上床。我总是特别累，都不知道自己是怎么过来的。我记得第二天醒来，感受凯伦熟悉的身体，跟她一起藏在毯子下面，感觉幸福。她是我的庇护所。我一回家就马上需要她。"

本的部队因为反恐有力受到表扬。他们在阿拉伯城区领地进行卧底行动，经常乔装打扮成当地人。他们收集情报，开展高危行动，比如营救人质、绑架和定点清除。

这个团队在希伯来语中叫"米斯塔·阿赫威姆"（Mist'aravim），源自阿拉伯语的"穆斯塔·阿拉比"（Musta'arabi，在阿拉伯人群中居住的人），指那些讲阿拉伯语的犹太人，他们"像阿拉伯人"，或者属于阿拉伯文化，而不是伊斯兰文化。

本不是一个魁梧的人。因为他的绿眼睛、长长的黄头发和清秀的眉目，他们去阿拉伯市场时，他经常被选中乔装女人。

坐在我的办公室里，本跟我讲网飞新上线的连续剧《法达》（Fauda）（中文又名《高墙边的混乱》）。

"你知道'法达'是什么意思吗？"他问。

我摇头时他解释道："这是暴露身份的暗语。我们喊'法达'，阿拉伯语的意思是'糟了'，让其他人知道我们得跑，因为我们被发现了。那个剧作人和主演曾经是我们部队的战士，"他说，"里面有许多都是实际会发生的情况。我开始看然后心想：'这他妈是怎么回事？太荒唐了。'"

"你看的什么让你觉得是荒唐的？"我问。

"我实话跟你说，"本说，"就是你在我们第一次咨询时用的那个词：无所不能。我问你那是什么意思，你说：'它是指那些认为他们什么都可以完成的人，那些觉得他们有无尽的能力，像超级英雄，没有限制的人。神是无所不能的。'你后来说：'神是死不了的。人只能假装无所不能，之后他们要付出代价。'我记得我当时看着你心想：'哇，她哪里来的这个想法？她实际在说关于我的什么东西？'"

"是的，"我说，"我记得你后来告诉我你部队里的一个人，培训的前几个月在读《第二十二条军规》（ *Catch-22* ）。一天他看着所有人说：'我们疯了。我走了。'后来他离开了部队。然后你说其实那时候你就知道他明白一些你们都不明白的事情。"

"是的，他才是有理智的那个，虽然他当时看上去彻底荒唐。"

"如此理智是荒唐的。"

我们互相看着对方，保持沉默了许久。之后本看了一眼他的手表，很快站起来，开始走向门口。

"我快明白了，博士，"他悄声说，"我快明白了。"

*

本后一次咨询的时候迟到了 10 分钟。他之前从没迟到过，因此我有点担心，查看他是否写了邮件告诉我他会晚到。我不知道是不是我们上次咨询时的"快明白了"让他这次没能准时到达。他是否因为他快要揭露或发现的事情而感到焦虑？他是否想慢下来，想对我表达我们正在进入危险领域？

当人们接近情感上敏感的内容时，或者接近他们来咨询想解决的问题时，他们会潜意识地抗拒治疗，"意外地"忘记、迟到，或用其他方式阻碍治疗，这都没什么不寻常的。

本迟到的原因是什么？他安全吗？

门响了，本试着喘过气来，表示抱歉。他把大衣脱掉，把自己扔进沙发。

"你不会相信，不知怎的，我让自己卷进了两个人的打架中，我甚至都不认识他们。"他说，"真稀罕。这种事情很多年都没发生在我身上了，我不知道是怎么回事。"

　　本看着我，从他的表情中，我意识到自己一定看起来很困惑甚至怀疑。他微笑地指着我说："我知道你这个表情，你眯起眼睛的时候，我知道，就好像你额头上有一个问号。"

　　"一个大问号。"我说，我被逗乐了，"我很高兴你今天没有不来。"

　　"我告诉你发生了什么，"他解释道，"我在骑车过来的路上突然听到有人尖叫着逃离什么。更近一点时，我看到一个壮汉在打另外一个人，块头比他小很多。我以为他要杀他。之后很快，那个壮汉抓起小块头，把刀放在他的喉咙上。一切发生得很快。看上去，他们是为了一个停车位打起来的，场面很失控。我什么都没想，直接过去试着帮忙。"

　　我保持沉默。

　　"这是我的本能，你明白我的意思吗？"本试着解释说，"大家不应该那样打架，真是疯狂。我走过去对那个壮汉说：'兄弟，把刀给我，你不想因为停车位杀人，相信我，我在帮你，把刀给我。'那个人把刀扔了，我很快站在他们中间，对那个块头小一点的人说：'回你车里。赶快！'那个人知道我救了他的命，他跑回车里，尽可能快地开远了。'注意安全。'我对那个壮汉说，然后骑车离开了。抱歉我迟到了。"

　　我深吸一口气。"这是一个很好的理由，我又能说什么。"我半开玩笑着，但实际很严肃，"这么戏剧性的事故，很难反驳。我看得出来有什么东西让你直接插手而你没有退缩。你说这种事情在你身上很多年都没发生了，有没有可能今天发生了是因为它和咨询过程中正在接近的什么情感因素相关？和我们'快明白了'相关？"

本看上去对我的提问并不意外甚至恼火。他点了点头。

"我觉得你是对的。我去那里是因为我想找什么东西。"

我还不完全明白我们在说什么，但是我知道本需要接近一些未被处理过的情感经历，它充满攻击性，危险，甚至与杀害相关。

"我需要触碰一些我想忘记的事情，"他说，"但是它让我苦恼。前几个晚上我都会害怕得醒来。突然，我想起过去。"

我看着他，意识到我对他在军队里的行动还有许多不了解的。

本遮住他的脸。我看到他在思考，之后他说："你是对的，博士。我记得你曾经告诉我骄傲是我们的敌人。如果我还做个少年，扮演超级英雄，寻求报复，那我不是一个真正的男人。"

"那样你会感情用事，而不是了解感情，"我说，"你会重温你的创伤，而不是处理它。我不知道是否有所谓的'真正的男人'，但是我相信强大的主要表现是面对事实的能力。当你能够那样做，你的下一代就不会承担你没有处理的创伤。"

"我完全明白你的意思，"本说，"我的父亲在六日战争时是个坦克司机。"

*

　　1967 年，本的父亲二十岁时，六日战争 [1]（the Six-Day War）爆发了。

　　本对他的父亲在那次战争时当坦克司机的经历没有什么了解。"父亲从来都不提那个。我只是从妈妈那里听说，战后她很快就认识了他，他在耶路撒冷作战，他最好的朋友在他眼前牺牲了。"

　　六日战争是以色列自 1948 年开始的第三次大规模战争。那次战争改变了犹太男性旧有的刻板印象。以色列人为那些仅用六天就打赢胜仗的年轻男人感到骄傲，新的犹太男人形象产生了。男人不仅被认为更像男子汉；还像大卫王一样，能够打败比自己更强大的敌人。

　　战后伊扎克·拉宾（Yitzhak Rabin）宣布是人打赢了那场战争——不是科技，不是武器，而是男人攻克了无所不在的敌人，即使对方的数量和防御都优于他们。他声明："只有面对最大的危险，他们才能为他们的国家和家庭赢取胜利，如果不能胜利，就只能

1　即第三次中东战争，以色列方面称六日战争，阿拉伯国家方面称六月战争，发生在 1967 年 6 月初，是"先发制人"战争的一个典范。战争共进行了六天，结果埃及、约旦和叙利亚联军被以色列彻底打败，是 20 世纪军事史上具有压倒性结局的战争之一。

灭绝。"

于是年轻男子的工作就是防止灭绝。这给他们提供了一个途径，去处理纳粹大屠杀的创伤和犹太人长期被迫害的威胁。男人通过扮演超级男子汉的角色来承担历史的重任。从十八岁开始，他们就得表现得自信无畏。

"小时候，我记得父亲会半夜尖叫着醒来，"本说，"他受了创伤。谁知道他看到什么了。我在六日战争几年之后就出生了。"

在希伯来语中，本这个名字的意思是"男孩"。当本同意我写下他的故事时，他帮我起了这个化名，用以掩饰他的真实身份。这也体现了他父亲的愿望，希望第一个出生的是儿子。

"我被征召入伍的那天，父亲沉默了。他来回走动，不说一句话。之后他走近我悄声说：'不需要哭，孩子。你只管做你需要做的，愿上帝与你同在。'他已经知道人不是无所不能的，只有上帝是。他知道我要去哪里，他是那次糟糕的事件发生之后拥抱我的人。我不需要告诉他任何事情，他知道；他也知道我永远都不会和原来一样了。"

本还没告诉我的那件糟糕的事情显然是他和他的父亲合二为一的时刻。他们不需要，也没有语言去描述他们一样的痛心。

"你想告诉我那件事情吗？"我问。

本沉默了一会儿。"我还是个年轻的军人时，"他说，"我杀了一个人。"

我们两个人都沉默了。

"我不会想到今天在街上发生的事情会和这个有关，但是当你提出来，我意识到当然有关。我们开始谈我的军队经历，我来找你的路上发现自己又进入了战区，这次是在纽约，我直接进去了，仿佛在寻找什么。"

本开始跟我讲述大约三十年前的创伤性的那天。那天很热，他们坐在山头上秘密观察阿拉伯领地的一群人。突然一下子，他们被包围了。

"法达。"有人喊。

他看着我，眼里充满了泪水。"我是狙击手。我射击的那个人比我大一点，大概三十几岁。我心想，他一定是个父亲。"他说。"一个父亲。"他重复说，用肯定的语气。他看着我，好像在问：你明白我说的意思吗？

"我看着他越来越近，于是朝他头顶开了一枪。从步枪的瞄准镜里，我看他看得特别清楚。我直视他的双眼，然后我看到他的头爆裂成百万个碎片。"本遮着脸轻声说，"真是无法原谅。"

我保持沉默。没有什么可说的，只是试着忍受那种痛苦、负罪感，以及恐怖程度。

"我们都因被选到那支部队服役而感到自豪，都是少年，不知道什么是生命或者死亡，我们想成为勇敢的男人而不是小男孩。直到现在我才想，做个男孩为什么有错？现在，我自己马上要有孩子了，所有这些都回来找我。我半夜醒来看到那个人的脸——我无法停止看到那双眼睛，我无法不去想他的孩子，想起我做了什么。"

本开始抽噎。

"我不是在为自己哭，"他说，"我无法修正过去。我为不公而哭。我为不人道而哭。我为那些孩子而哭。"眼泪顺着他的脸流下来。

我明白这之中交叉的生与死，过去与未来，他杀死的那个父亲和他将要出生的儿子。

本曾试过修复过去的创伤和耻辱。他曾想要成为英雄，带给家里胜利，修复他祖父的耻辱和父亲的创伤，以及历史的伤痛。然而他又被卷进创伤。他不仅是一个受害者，还同时成了受害者和施害者。杀死另一个人也杀死了他自己的灵魂。

"现在可以哭了，"我说，指在梦里他父亲说的话，"有许多需要哭诉的。你父亲是对的。"

本点头。"我曾经是个孩子，觉得自己是个男人。现在我成为男人，将要有孩子。我会保护我的儿子。你为我见证。"

他擦眼泪时，我觉得自己也热泪盈眶。男孩军人不哭。但是男人，父亲，终于可以开始哀悼。

第三部分

我们自己：打破循环

第三部分涉及我们不让自己知道的秘密和对真相的探求：探索真爱，真正的亲密关系，真正的友谊，还有疗愈的过程。它检验我们了解自己，处理过去的创伤，接受自己和周围人的缺点与局限所必经的过程。分析我们可能会传给下一代的情感遗传可以让我们更进一步打破代际创伤循环。我们所做的这项情感工程不仅是为了前人，也是为我们的后代。

　　亲密关系造成的伤害经常会出现在家庭中。家长传达给孩子对脆弱的模棱两可。他们往往不是避免真正的亲密交流就是隐藏在伤痕背后创造虚假的亲密，让他们的孩子成为他们的看护人。

　　作为子女，我们经历父母的恐惧并且遗传他们，用父母的世界观看世界，用相似的方式为自己辩护。我们热衷于保守家庭秘密，但更多的是为了不让自己知道。

　　我们不让自己知道的事情让我们不了解自己，也无法了解他人或不完全被他们了解。第三部分描述一个持续发展的过程，我们怎样检视我们的生活，儿时创伤的伤疤，以及我们怎样期望成为比我们的父母更好的家长。它审视出现在两性关系、家长和孩子之间以及女性友谊之间忠诚的冲突。

　　更好的整合及处理痛苦的能力可以帮助我们找到生活的意义，可以治愈我们，让我们活出最充实的人生，诚实坦荡地抚养下一代。

第9章　愁苦的滋味

　　我对来访者的秘密感到猝不及防是很少见的，但我没有预料到伊莎贝拉死后所发现的事情。

　　我从没见过伊莎贝拉。她是我的来访者娜奥米最好的朋友。

　　作为治疗师，我们觉得认识来访者的朋友、爱人和家人并不稀奇。在某种程度上讲，我们在远处陪伴这些人，好像他们是我们喜爱的书里的人物。我们永远不会见到他们，但是对他们有亲密的了解，并且对他们有感情。我们对来访者生活里的人物有依恋，我们追着他们的故事，我们看他们随我们的来访者改变，看他们之间的关系发展，或者有的时候看他们之间的关系结束。

　　娜奥米和我一起做咨询已经三年了，因此我也开始认识伊莎贝拉，娜奥米从儿时开始最好的朋友。她们两个都是独生女，因此在某种程度上看来她们像是姐妹。

　　娜奥米从旁边桌子的盒子里抽出一张纸巾。她在颤抖。她告诉我伊莎贝拉被诊断出卵巢癌，医生还不知道有多严重，或者是否可以治愈。

我们两个都沉默了。

伊莎贝拉几个月前才刚生产过。她一直想要一个大家庭，当她知道自己携带乳腺癌 1 号基因（BRCA1）时，她和丈夫决定赶快再要一个孩子。之后她再做她认为可以拯救她生命的手术——双乳房切除手术。

"现在太晚了。"娜奥米安静地说，马上又说，"但是伊莎贝拉很勇敢。如果有人能行，她也能行。"

我意识到娜奥米的自我安慰，她在把伊莎贝拉理想化。

娜奥米和伊莎贝拉九岁就认识了，在她们一起长大的小镇上的一个课外音乐剧组里。

"伊莎贝拉是那种你不可能看不到的女孩。"娜奥米在最初咨询时就告诉我，"她还是个小女孩时就很漂亮，并且表现得似乎知道自己有天赋、有魅力，不需要别人的肯定。我们所有人都想亲近她，做她的朋友，希望成为她。"

四年级时，音乐剧组表演《阿拉丁》（*Aladdin*），伊莎贝拉被安排演主角茉莉公主。

"没有人感到意外，"娜奥米说，感觉好笑但也有点生气，"伊莎贝拉不仅有天赋；即使还是个小女孩时，她就像茉莉公主一样，是一个相信爱，与非正义做斗争的公主。我们所有人都嫉妒她可以自由表达她的见解；她不害怕大人，也不屈从权威。"

伊莎贝拉拒绝接受那个主角。她勇敢地对导演说让她演茉莉公主不公平，因为她是新同学，主角应该由在那里参与时间更长的孩子出演。

"她不害怕。"娜奥米又说。我知道她看不出来伊莎贝拉藏在拒绝主角行为背后的恐惧。和伊莎贝拉相比，想到她自己的生活，娜奥米只能看到她朋友的果敢。她感到无力，无法决定自己的生活。

在娜奥米的生活里，谁是主角并不总是清晰。有时感觉她好像把这个角色给她的母亲，有时给伊莎贝拉，她默然地接受做配角。当谈到童年时，娜奥米描述她的父母是一对绝配，她的母亲善良、迷人、漂亮、体贴。往往会感到她似乎被丢在外面观察父母之间的爱。她崇拜她的母亲以及父母之间的关系。娜奥米也试着和她理想化的伊莎贝拉一起演绎那种关系的童年版。

娜奥米决定开始咨询是因为她觉得不幸福但不知道为什么。我们第一次做咨询时她描述自己长在一个充满爱的、稳定的家庭，她跟我讲伊莎贝拉——和娜奥米不同——是在一个动荡的家庭由单身母亲带大的。她告诉我伊莎贝拉是总会寻找答案的那个人，而她娜奥米，甚至都没有任何问题。现在她在寻找什么，而她也不知道是什么。

即使在娜奥米的治疗中，有时伊莎贝拉也变得比娜奥米还重要。在我写娜奥米的故事时，伊莎贝拉的故事经常又一次占据主导。这种情形的反复出现把我们带到娜奥米秘密挣扎的核心，她挣扎于了解与被了解，自卑和竞争性。娜奥米和我想知道我们究竟认识谁，知道什么，隐藏的途径有哪些。

*

"我昨晚没睡。"后一次咨询一开始时娜奥米就说。她看上去很忧虑。"伊莎贝拉昨晚很晚打电话给我，很冷静客观地说要我尽快去找她。她说她需要告诉我一个秘密。"

娜奥米停顿一下然后对我说："我们的关系一直那么近，我不知道我们之间还有秘密。这让我担心。她想告诉我什么？"

我们沉默地坐了好一会儿，我的思绪在飞速运转。

"我明天见她。"娜奥米说，试着减轻自己的恐惧，"应该还好。我感到荣幸，伊莎贝拉想和我分享她的秘密。"她微笑着，又说："你知道我一直是帮她保守秘密的人吗？"

高中时伊莎贝拉大部分的日夜都是在娜奥米家度过的。有时她会告诉她的母亲她在娜奥米家，但实际上她在男朋友山姆家。娜奥米很开心做伊莎贝拉不在场的证人。毕竟，伊莎贝拉不仅是她最好的朋友，也是他们年级最受欢迎的女孩之一。她是学生会代表，她是排球队成员，她在学校的乐团唱歌、弹吉他，她在任何人都不懂的时候就知道怎么化妆，她是所有男孩最爱的那个。

山姆是伊莎贝拉的第一个男朋友。她们高中一年级时，伊莎贝拉告诉娜奥米说她爱上山姆了，他是一个受欢迎的男生，是校篮球队的队长。他们第一次接吻之后，伊莎贝拉跑到娜奥米家告诉她；一天之后她又给娜奥米看山姆给她写的纸条。"我无法停止想念你。"他用一颗心代表他的名字，她们两人都很兴奋。

伊莎贝拉和山姆交往了几年。他是第一次和她发生性关系的男生，她把那个秘密也告诉了娜奥米，她最好的朋友。他们高中毕业后，伊莎贝拉和山姆分手，进了不同的大学。

她们二十几岁的时候，伊莎贝拉一个接着一个地交男朋友，她总有激情的恋爱，娜奥米也关注着，总会有点嫉妒。当伊莎贝拉把她的男朋友看得比娜奥米重要，娜奥米也会稍稍感到被背叛。娜奥米希望像伊莎贝拉那样被爱，但是相反——与她和她的母亲之间的关系一样——她成了别人恋爱的见证人。

一天，在她们都二十几岁的时候，娜奥米在街上碰到了山姆。她马上给伊莎贝拉打电话，问她是否可以准许她和山姆约会。伊莎贝拉表示不介意，她当时爱着另外一个男孩；她向娜奥米表达了祝福。几年之后，伊莎贝拉是娜奥米和山姆婚礼上的伴娘。

现在，三十八九岁的时候，娜奥米回过头看，试图了解自己为什么不开心。我听她展开她和她母亲之间的关系，她和伊莎贝拉的友谊，她和山姆的婚姻。

"我缺什么呢？"娜奥米又问，听上去很绝望。我们俩都很清楚，她一直在努力地让自己不知道她的生活以及她身边的人的真相。

"我知道这是老生常谈，"她抱歉地说，"但生命短暂。"我知道娜奥米在指伊莎贝拉的病情，让她感到了生命的脆弱。她感到害怕和失望。

"表面上看，我拥有所有我想要的，我爱我的家人，但我感到特别失败，好像生活应该是另外一个样子的，而不是现在这样。现在伊莎贝拉病了，让我气愤。"娜奥米提高了音量。

"有时我觉得我不了解任何人，即使是伊莎贝拉。我感到自己被背叛，但不知道为什么。"

我明白娜奥米的意思。娜奥米对伊莎贝拉、她自己的童年以及她完美母亲的一些看法，有时让我也觉得不真实。她把自己身边的世界理想化以保护自己，这样，她就看不到事情真正的样子。她不仅仅是不了解其他人，她也害怕了解她自己。

理想化是一种防御机制，让人们对事情或人物抱有幻想，觉得他们是完美的，甚至比现实更好。它基于对好与坏的分割，是孩子用来组织一个安全可测的世界的方式。当我们长大，变得不那么脆弱，我们可以允许自己把世界看得更复杂，我们不需要去把人和事理想化或贬低它。作为成年人，有时我们会用理想化来假装事情是完美的，人是没有瑕疵的，我们对他们没有任何消极的感受或矛盾。

"我总想像母亲那样。我想成为的样子就是她的样子。"娜奥米看着我，有点尴尬地说，"但是我做不到。"

我意识到这些感觉和娜奥米对伊莎贝拉的感觉有多么相似。在她理想化这两个女人的过程当中，她分割出好坏，把她们看成所有都好，把自己看成失败。这样她就可以最大程度地远离对她们和自己的真正感受。娜奥米不能让自己知道她对她们感到多么矛盾，她有多么嫉妒、多么生气。相反，她把这些消极的情绪转给自己。

"她一直都比我更好。她漂亮、聪明、有天赋，我就是我自己。我知道这很幼稚，但我想指着妈妈说：'这不公平，这不是你承诺给我的。'"娜奥米深吸一口气之后很厌烦地说，"我的父母相爱，他们是完美的一对。那不就意味着我在自己的婚姻里也要开心吗？不就该是这样吗？"

我停下来想我是否应该明说。"听上去你感到自卑，也许甚至感到自己不值得，跟你的母亲相比。"

娜奥米看起来很好奇，似乎我的话迫使她重新盘算所有事情。我继续说："虽然我们父母之间的关系可以作为我们浪漫生活的模板，但通常我们和父母之间的关系才是会在日后的亲密关系中重复的。"

娜奥米愣住了，我担心也许我说出了禁忌——显而易见的但不允许被讲出的。

"不值得，"她重复我的话，"我记得大概十岁的时候我告诉母亲，我不相信他们会像爱对方那样爱我。"娜奥米叹了一口气继续说："我母亲特别失望。她说我不应该那样讲，说他们当然爱我，说有一天等我长大了，也会有和他们一样的爱情。"娜奥米停下来看着我。"但我一直都没有，"她说，"山姆爱我，但是他从未像爱伊莎贝拉那样爱我。她是他的初恋。"

娜奥米试着收住她的眼泪。她不想哭，但是控制不住。"我希望你明白我有多爱伊莎贝拉，"她说，"我觉得被摧毁了。现在我这样比较我们两个让我觉得很糟糕，她病得那么严重。"

伊莎贝拉在和她的生命作战，而娜奥米在试着明白她的生活。伊莎贝拉的病情迫使娜奥米面对我们的客观存在中不堪忍受的局限：没有什么总是好的或永远持续的，我们都有瑕疵、脆弱，不好的事情可能发生在任何人身上，即使是那些我们理想化的人。

娜奥米离开之前希望次日再见面，我们安排在她和伊莎贝拉早餐之后做咨询。

娜奥米走后，我心情沉重。

*

第二天，娜奥米一进来就把自己扔在沙发上。她的眼睛红了，不说话，只是叹气。

消息很不好。

"太残酷了，"娜奥米终于说，"伊莎贝拉要死了。"她泪流满面。

我的脑子里跑出许多问题，但是我保持冷静。

"伊莎贝拉给我几个包裹，里面都是她死后要分别给她四个孩子的东西，"娜奥米悄声说，"那是她的秘密。她不想让别人知道那些包裹。"

"太痛心了。"我说。娜奥米跟我讲起那些包裹。

"这一切的开始是因为伊莎贝拉曾读到一个女人，当知道自己要去世之后，她给家里人准备好了几年的晚餐。那个女人连续几个星期天天做饭，"她说，"她把那些饭装在盒子里，并且标好日期，放在一个大冰柜里。"

娜奥米深吸了一口气。"伊莎贝拉说她后悔自己从来都不是个好厨师。'你能相信我可能会逼他们好几年都吃我做的饭吗？'她玩笑着说。我假装那很好笑。"

她们一起笑，伊莎贝拉告诉娜奥米，她想给孩子们留下一些东西，信和礼物，给那些她会错过的重要事件。她们都知道和她读到的那个母亲一样，伊莎贝拉无法想象和她的孩子们分开。

娜奥米没有看我。"许多人都从癌症中恢复过来，也许她也会是其中的一个。"她说。我意识到她是在试着自我安慰，把事情想明白，以感到不那么无助。

她继续说："'别去想那些了'，我对伊莎贝拉说，'你会开始一个新的实验疗法。还有希望，'我尽可能地紧握她的手，'伊兹，你是个战士。还没结束呢。'

"伊莎贝拉没有回答。我能看出她有点烦，但是她一直保持沉默，只是给我四个大大的蓝色的盒子。她让我读她所有的指示，保证我明白怎样处理。

"'在你8岁生日时打开。'她在一个大方形信封里给女儿写道。另外一个写道：'第一天上学时打开。'

"这些都是为生日和毕业准备的祝福的卡片、礼物和信件。她给每个女孩一本关于青春期的书，我们十二岁时曾经一起读同样的书。太痛苦了，到了一个阶段我停下来无法继续。'伊兹，为什么？'我想问。但是她很坚定。我知道我应该做她要我做的；如果她能撑住，我也应该能撑住。"

娜奥米和我沉默地坐着。没有什么真正的途径能逃避痛苦，语言无法描述。

"我离开她家前，伊莎贝拉看起来焦躁不安。我感觉她好像要告诉我什么但是说不出来，我也得承认，我不知道自己是否真想知道。那已经够多的了。"娜奥米摇了摇头。"我觉得自己是个很糟糕的朋友，"她说，"伊莎贝拉需要我跟她一起想象和她的孩子们告别时的情景，知道她永远都不会再见到她们了。她需要我知道她们以后会需要她而她将无法陪伴她们。我就是做不到。我希望我能把我自私的痛苦放在一边帮助她。我希望我有勇气问她还想告诉我什么。"

*

娜奥米离开我的办公室，我庆幸她是我今晚最后一个来访者。回家的路上，我听着城市里熟悉的嗡鸣声，像是我办公室里的白噪声机，在我自己一个人时帮我做白日梦。

曼哈顿的包厘街从来都不祥和，它繁忙的节奏让我的思绪可以自在游走。我感到强烈的愿望，想冲回家抱我自己的孩子，紧抱他们不放手。我记得他们还是婴儿时的感受，我曾经怎样赶回家，想象我们的团聚——他们的微笑，他们的味道。

相反，我选择漫步。我漫无目的地游走于包厘街区，在我每天通往家和办公室同样的路上来回走，我哭着。我为伊莎贝拉哭，我为她幼小的孩子哭。我为娜奥米哭，我为娜奥米不知道的我的生活哭：我的生活伴侣，陆，患有膀胱癌，正在和他的生命抗争。

我走在街上，想着来访者的痛苦，我自己的痛苦，还不知道伊莎贝拉会比任何人想象的更快地死去，并且不久之后，在一个寒冷的二月早晨，我也会失去陆。

我发现自己正盯着一群年轻人在一间新潮餐厅外面等座位。我曾是他们那样的日子似乎十分久远。我看着他们期待的样子，看到的只有纯洁、无邪和稚嫩。他们看着都那么开心，那么魅力四射，好像他们从未失去过任何人，从未体验过重挫，或意识到癌症可能就在拐角处等着，不知道他们可能会失去他们拥有的一切。

分割，这个"要么全有，要么全无"的原始防御机制又一次出现，在感到毁灭的时刻，把世界分割成好的和坏的，那些承受痛苦的和我们觉得不知道痛苦的。我们惊讶嫉妒地看着他们——那些健康人，我们想象中不知愁苦滋味的人。

对于娜奥米来说，我是那些人当中的一个。她需要把我看作免疫的、无法摧毁的、活在现实规律之外的人，因为现实中的人只有灾难幸存者或者未来的灾难幸存者。认为我足够坚强、能够和她在一起对她是有帮助的，但是这样以为我没有痛苦也让她再次感到孤独；与理想化的他人建立连接，让她感觉没有人能真正理解她。

"我觉得特别孤独。"她说。我知道她的感受，在生活的情感之旅中，我们所有人都需要另外一个人见证和陪伴我们，另外一个可以接受我们的想法并和我们共同处理的人。我们需要被理解。

娜奥米儿时的痛苦没有得到认可，因此她不明白，只能否认它。父母为孩子提供的情感依托包括在他们生活中陪伴，定义他们的感受，帮他们忍受生活中随之而来的强烈的情感。现在，娜奥米接触到她的孤独，纠结于是否能够相信我可以理解她，明白她担心知道太多关于自己和伊莎贝拉的痛苦。

只有当我们处理自己的痛苦时，我们才能提供一个可以互相表达脆弱和诚挚情感的真实空间，在那里我们可以肯定他人，而不是试着更通透，去修复或者提供乐观的建议。我们可以陪伴，聆听，承受他人痛苦的同时也承受我们自己的痛苦。

在伊莎贝拉生命的最后几个星期，娜奥米和伊莎贝拉的家人坐在她临终医院病床的旁边，握着她的手。

伊莎贝拉最大的孩子照常上学，表现得好像什么都没发生。观察孩子应对伤痛的方式总是让人费解，我们要明白他们担心的事情可能听上去很琐碎（"晚上谁哄我睡觉啊？"），并且不应把他们分离的状态与缺乏关心混淆，或者责备他们自私。哀痛是个很狡猾的不可预期的物种。它分分钟都会变脸，并且往往乔装出现。从某种程度上说，在那些难以承受的时刻，我们都是孩子，需要别人告诉我们死亡之后还有生命。

卧病在床，伊莎贝拉说话开始越发地不连贯。

"我感觉很远，"她告诉娜奥米说，"我今天照镜子时觉得我已经离开了。"

娜奥米对我讲自己的负罪感和离别的痛苦。"她焦躁气愤，"娜奥米说，"我总觉得我做错了什么，觉得我应该帮得更多，应该做得更好。"

我知道娜奥米的负罪感是因为自己还健在。因为她无法挽救伊莎贝拉，因为要抛下她，让她独自进入未知的世界。但这也因为她感到自己被抛弃，备受打击。

伊莎贝拉在一个周一的早晨去世了，当时身边没有人。

"她等着我们都离开。"娜奥米说。

娜奥米只能消化她的痛失，数着她的遗憾，惋惜她们的友谊，琢磨她应该怎样继续。

"你能相信那真的发生了吗？我失去了伊莎贝拉。她永远都不会回来了。"她啜泣着，我和她一起哭。我觉得我也失去了什么，但我的痛失不同寻常，很难识别。我哀悼一个我从未真正认识的女人，哀悼我所经历的每一个痛失，也为我未来的所有痛失流泪。

*

　　第二天下雨。在步行去办公室路上的大多数早晨，我会听工作电话里的语音信息。这个早晨，我一只手撑着伞，另一只手试着把手机贴近我的耳朵。

　　这段时间我很少接受新的来访者，但是这个信息里的一些事情听起来很不寻常。我又听了一次。

　　"我需要哀悼，但是不知道该怎样做。"打电话的人说。我很不解，回拨过去，我们约了一个时间见面。

　　接下来的那个星期，一个四十五六岁的男人走进了我的办公室。

　　"嗨。"我直呼他的本名。他微笑。我看着他的脸，试图找到他痛失的迹象。

　　"我爱的那个女人刚去世。"在沙发上坐稳之后，他解释道，"我觉得我应该跟什么人谈一谈，一个朋友把你的电话告诉我了。我都不知道该从哪里开始。"

　　我点点头，他继续说："她的死很突然。是癌症。第一天她还在这里，第二天她就没了。"

　　他抬起头看着我的眼睛。"她给我写了许多话，"他继续说，"盒子里装满了情书。我不知道为什么她会以为那样能帮到我。这只会让一切更糟糕。"

"她给你留了一盒子信？"我的音量有些高。

"一个大蓝盒子，"他说，"伊莎贝拉就是那样。"

"伊莎贝拉？"我听到自己说。

"我是指我交往的那个女人，"他澄清道，"我们是情人。我们有一段秘密关系，我们两个都曾努力结束它，回到各自的生活，忘掉对方。她甚至和她丈夫生了一个孩子，为了维持她的婚姻。但是我们的爱比生命更强烈。就在她被诊断之前，我们决定了要一起生活。两三个月之后她就去世了。"

我可以感觉到我的心跳，他继续说："她是我生命中的最爱，但奇怪的是，自从她死后，我发现我怀疑她是我自己编造出来的，好像她实际上从没存在过。你明白我的意思吗？"

他看着我，我能看到他眼里的泪水——感到我自己也热泪盈眶。

"爱需要被见证，"我说，"我明白你的意思。"

我想到娜奥米对伊莎贝拉生活忠诚的见证。我想到这个男人意识不到的我知道的所有事情。我想到这个男人在伊莎贝拉生命中的重要地位，以及他的痛失。那么多隐形的人物，那么多秘密。

我决定把他介绍给另外一个咨询师。他应该有自己独立的治疗，而且娜奥米应该得到我的"忠心"。我希望珍惜她的伊莎贝拉，而不是让她对属于我刚见过的那个男人的伊莎贝拉混淆。

　　我只能目瞪口呆，处理我自己的情绪，承担前所未有的秘密。伊莎贝拉想告诉娜奥米的秘密是这个吗，还是娜奥米知道这个秘密但是没有告诉我？我可能永远不会知道。它提醒我人类的心智让人费解，不知道我们是否真的能够完全理解另外一个人的痛苦。

第10章 暴力循环

下雪的一天，四十五六岁的盖伊第一次走进我的办公室。他穿着一件厚重的灰色大衣，点点头，温柔地说："和你一样，我也不习惯这样的天气。"

我不完全明白他说的是什么意思，等着他的解释。

"我出生的城市和你的一样。"他继续说，几乎是悄悄话。

我们换作母语说话，希伯来语，但很快我就明白我们讲的是不同的语言——一个无邪，另一个危险。

"这样吧，"盖伊慢慢地说，在扶手椅上试着找一个舒服的姿势，"为什么你选择成为一个精神分析师，而你家里没有其他人在精神健康领域？"

"真是奇怪，"我心想，"他怎么知道我家里没有人是治疗师？如果他不知道，为什么他会这样推测？"但我不需要猜测太久，盖伊继续说："你的一个姊妹是个建筑师，她的孩子看着很可爱。"

他不是推测，我惊恐地意识到，他了解。

"看来你对我略知一二。"我说。我邀请他解释，也许可以坦白我们许多年前确实在特拉维夫见过，或者我们有共同的朋友推荐他来找我。

盖伊微笑。"我肯定我对你的了解比你希望我了解的多。"他说。停顿之后他又说："希望你在意大利的暑假过得还愉快。"

那个他怎么也知道？我开始焦虑气愤。这个人是谁？他为什么来这里？

通常大家开始咨询是因为想更多地了解自己，而不是他们的治疗师——至少一开始是这样的。然而，我的大多数来访者第一次咨询之前已经至少对我有一点了解。他们在谷歌上搜索我，可以很容易地发现我的照片、年龄、出生地，还有我的职业从属关系。有的人会挖得更深，了解一些我的私生活，我的音乐背景，以及陆，我生活伴侣的讣告。在我们的数字时代，经典的精神分析的中立状态受到挑战。过去我们作为咨询师的目标是保持客观，保证我们的来访者对我们不可能有任何了解——甚至包括从办公室的布置方面——现在我们的情况是大家不可避免地对我们有一些了解，我们探索这些对每一个来访者有怎样独特的意义。

来访者对治疗师掌握的初始信息让他们对治疗师有一些幻想，猜测咨询会是什么样子的。然而，大多数来访者的调查是有限的，这样他们知道的不会比他们想知道或者能应付的更多。我猜测那些对我的网上档案有消极看法的人不会联系我，我肯定一些来访者对我私生活的了解比他们告诉我的更多，甚至比我让自己意识到的更多。但是大部分来访者不会提及他们的网络调查，尤其不会在第一次咨询时提起，他们来时希望也害怕被我了解。

盖伊带来的是不同的关系。我明白他需要我感到他已经入侵了我的私人生活。

"你担心吗？"他问，"我不知道，但看上去你不高兴我这样调查你。"

"你觉得我会开心吗？"我问。

他耸肩。"我不是要跟踪你或怎么样，我希望你明白，"他说，"我只是需要搞清楚。这年头，谁知道呢，怪人到处都是。我想要确认你不是疯子之类的。我有点喜欢你父亲出生在伊朗这件事情，很有意思。"

我看着他想：为什么他想让我觉得这么不舒服？专业层面的我应该知道这个答案，但我感到无力，无法清晰思考。我提醒自己盖伊肯定想要并且需要我这样感受：不安全，甚至害怕。他需要让我觉得至少和他走进我办公室时一样的害怕，或者和他每天生活中所感到的一样的警惕。

我不知道盖伊害怕的是什么。但是我知道现在我还没得到他的允许去探索这个问题，我还没有被邀请进入他的世界，相反地，他邀请自己进入了我的世界。

让治疗师困惑于强烈的感受，激发他们的恐惧，甚至表达强烈的性欲幻想都是防御手段，为了让治疗师无法思考，因此无法了解来访者的任何真相。

如果我可以思考，可以把事情拼凑起来，建立连接，发现他真正是谁，会怎么样。我，或者他，可能会发现什么，让盖伊这么绝望地需要隐藏。

英国精神分析学家威尔弗雷德·比昂（Wilfred Bion）在他的论文《攻击连接》（Attacks on Linking）中写到人们用许多途径试图避免知道任何对他们来说太难以忍受的事情，逃避他们生活中痛苦的真相。在咨询中，他们潜意识地攻击精神分析师工作的能力。相比投入在建立连接和意义上，他们也可能倾向于确保连接无法建立——想法和感受之间的连接，过去和现在之间的连接，治疗师和来访者之间的连接。断开取代了连接，这样来访者可以逃离发现自我的痛苦。

盖伊来咨询时感觉过于暴露，他一定要投射出去——把那个感受灌输给我。现在我是那个害怕被危险的陌生人入侵的人。

"你真的非常努力地调查了所有关于我的事情。"我终于说出来。

盖伊又微笑。"这对我并不难。我就是这样生活的。我付钱给几个人，他们给我我需要的所有信息。"

"你不会和一个你不完全了解的人开始咨询，"我留意到，"我想知道为什么。如果这次咨询之后我对你的了解比你对我的了解更多，会怎么样？"

盖伊看上去很失望。"你什么意思？"他说，"你对我的了解已经比我预想的多了。"他深吸一口气。"也许这很奇怪，但我觉得你了解我。"

我们安静地看着对方，然后他看了一眼他的手表。"我想我们的时间到了。"他说着起身，抓起他的大衣。"真是不可思议，"他咕哝着说，"我不知道该怎么想。"

他握着门把手，离开之前又转身看着我，温柔地说："现在你了解我了，你觉得我适合咨询吗？"

我还没来得及说任何话，盖伊就离开了，我意识到我们还没有约下一次见面的时间。

*

两个星期过去了，我还没有盖伊的消息。坦率来讲，我心里一部分是解脱的。我意识到，自从我们上一次咨询后，我有些焦躁，我试着了解为什么。我发现自己走路的时候会想起盖伊，会四周环顾，保证没有可疑的人在跟踪我。打电话时，我迅速闪现的想法是他可能在监听。我有在谷歌上搜索他名字的冲动，以对他有更多了解。"也许他是罪犯或者什么秘密侦探。"我想。"再说，"我又听到自己重复他的话，"这年头，谁知道呢，怪人到处都是。"

我能明白我的想法，提醒自己多疑的思考本身是会传染的。人们可以用强大的、不可预见的方式没有意识地唤起对方的恐惧。这种潜意识的能量是阴谋论和恐惧能那么容易传播的原因之一。这也是为什么领导人可以容易地指向敌人让人民恐惧，承诺可以保护和拯救他们。

"盖伊是对的，"我想，"在那一次咨询中，我真的对他的内在世界有一些深刻的了解，尤其是他感到有多受威胁。"

随着一天天过去，我对自己的这些感受越发感兴趣。当盖伊又联系我的时候，我建议只再见一次，然后我们决定是否开始做咨询。

三月很冷的一天，盖伊第二次来到我的办公室。他问候我，并坚持穿着大衣。

"外面很疯狂，"他说，指着窗户，"什么鬼！我告诉你，气候变化很快会杀死我们。"

"是的，很可怕。"我说。

"不只可怕，"他回答说，"这是个灾难。已经失去控制了，我们会发现自己很快就要死了。"

我的许多来访者都会谈及气候变化，但是盖伊听着有些不同。他的恐惧感觉很迫切，好像他正在挣扎着存活。

他坐下。

"我们自作自受。我们自掘坟墓。"他归纳说。"实际上，"他听起来很气愤，"是他们。他们他妈的搞成这样。"

"他们？"我问。

盖伊直视我的双眼。"是他们的错。"他说，"几代人都不顾及这个星球。我们的父母，祖父母，祖祖父母。他们用双手创造了这个灾难，现在只能我们来解决。一团糟。问题是我们根本解决不了。"

和盖伊一样，我也觉得这个情况让人不安和担忧。但我知道，即便我们都同意这点，一个人的措辞总和他的个人历史相关，政治性的和个人的交叉在一起。我听着盖伊的话，试着明白他在告诉我关于他的生活，关于他的恐惧和痛苦的什么东西。

"前几代人造成的破坏，给我们带来的艰难——你对这些有了解。"我说。

"当然。"他回答，但是没有展开。

盖伊传达给我的是他无法依靠或依赖任何人，养育他的人不可能，任何之后的人也不可能。他在我的办公室寻求帮助，但是担心我不可信。我看着他穿着厚重的灰色大衣坐在那里。他往后靠着沙发，他的眼睛环视四周，搜索这个房间。

"你真的读了所有这些书吗？"他问，但是没有等待答案。他又指着我椅子后面墙上的那幅画，一幅大的抽象油画。

"有意思，"他说，"画家表达的是什么意思？"

盖伊指的那幅画，是办公室里唯一一幅我自己画的画，过去这15年一直挂在那里。

"那些狗，"他说，指着白色和黄色的模糊的轮廓，"它们在逃跑，你不觉得吗？"

"我明白你的意思。"我说。

"他们和我一样，"他笑着说，"逃跑。"

"你在逃离什么？"我问。

"我只是开玩笑，"他回答，"你知道，我们所有人都在逃跑。你住在纽约。我住在纽约。这不是我们的家，但是我们在这里。这个城市里充满了逃离各种事情的雄心勃勃的幸存者。每个在这里的人都有什么想逃避的。"

盖伊脱掉大衣。

"这里还算舒服，"他说，"不太冷也不太热。你明白我的意思吗？冬天人们把他们的公寓里搞得很热，让人觉得可能要死。但是你做得很好。这里刚刚好。"

盖伊觉得不那么受威胁，表达他对我的希望，觉得我会做得好，适合他。他再次使用"投射"，这是把威胁性的想法和感受放在自己之外的一种防御机制。通过投射，我们否认激起焦虑的感受，反而把他们转给他人。为了消除气愤和悲伤这样让人不舒服的感受，我们往往会投射给其他人。当一个人气愤时，她会把这样的感受归于他人，并且确信是别人在生她的气，实际上她感到的是自己的气愤。我记得盖伊第一次走进我的办公室时，他让我充满了恐惧感和被侵入感，那是他灌输给我的感受，因此他很有效地传达了自己感受到的危险。

类似的，偏执的思维方式通常被理解为将攻击性投射到他人身上。我们的攻击性冲动让我们焦虑，为了感觉好一点，我们通常试着用善意过度补偿，或者把这些感受投射给他人。偏执的想法是我们对攻击性感受的结果，我们无法忍受这样的感受，需要通过转给另外一个人来驱除它们。我们甩手和投射给他人的攻击性越多，就会越发对那些人感到害怕。

盖伊感到过于焦虑，无法讨论他自己的感受，因此他转而谈及他周边的世界，把他的感受放在他自己之外。他踌躇于脱掉大衣，因为那会让他感到太暴露，太脆弱。他要确保创造一个不连贯的故事，我感觉他的微笑背后有秘密。

"你为什么来这里，盖伊？"我终于有勇气问道。

盖伊沉默了好一会儿。

"因为我来自精神疾病，"他说，"我可能也有精神病。"

我还不大明白他的意思，但是我看出他已经在向我迈进一步，向一个新的未来迈进。

盖伊看了看表，然后穿上大衣。

"今天这样差不多了。"他说，我注意到他又是结束咨询的一方。"我下周再来见你。"他离开时说。

*

到了夏初，盖伊和我咨询已经有几个月了。现在我们互相都感觉更自在，我学会欣赏盖伊愤世嫉俗的幽默感，并尊重他的方式和他的节奏。盖伊通常需要避免直接的对话；他把他的感受合理化、理性化，并且总是泛泛而谈。虽然我知道他对许多话题的看法，但他很少告诉我他的过去或他的家庭。

每周一晚上，我等待盖伊的到来。他从不迟到。现在，在他咨询开始前五分钟，我听到门铃响了。我还没来得及接听，它再一次，又一次地响起。

我开门，盖伊冲进来，即刻在身后把门关上。

"你怎么知道谁在门口？"他问，还站在门边，"你怎么知道是我在按门铃，而不是什么随便的人想闯进来？"他听上去很焦虑。

"你担心？"我说，盖伊没有回答。

我们两个都坐下。我注意到他没有带平时带的背包。他还没去上班，我推测。

"你的门房看着不怎么靠谱，他有点犯困。"盖伊说，我听到他叹了口气，"今天我有陪审义务，真是很长的一天。"

"是什么让你今天想到我的安全？"我问。

"我不知道。我从地铁站走到这里，在楼下看到一个人。他看着很奇怪。他看上去很暴力，是他眼神里的什么东西。"盖伊指着窗户。"他就在这里，在街上，你的楼门口，"他说，"我突然想到这个男人可能会进到楼里，摁你的门铃，你会按蜂鸣器让他进来，以为他是我。你怎么能知道呢？"

盖伊过度警觉，总是侦查身边的行动，预估威胁和危险。这样的感官敏感度往往是早期创伤的结果。高度警觉的目的是预测和防止危险，我对盖伊了解越多，就越发现他私底下隐藏着一个害怕的小男孩。那个男孩很恐惧：如果我打开门，以为是他，但另外一个男人出现然后伤害我，那怎么办？这个威胁来自外在和内在——外面的男人是危险的，盖伊也担心他会把危险带到我的办公室。他感到凶残的他人的威胁，我知道这里也有他自己潜意识的攻击性，他害怕它可能会溜进这个房间。外部的攻击性和他自己内在的攻击性搅和着、混淆着。如果孩子很小就遭遇暴力，就总是会这个样子。

盖伊看上去不堪承受。我好奇他的童年，为什么他今天看上去特别像是被早期的创伤激活了。

"陪审义务中发生的什么事情让你觉得不安全吗？"我问。

"完全没有，"他回答说，"今天的案子是一个父亲把他女儿的胳膊打断了。警察介入了，那个女孩和她的母亲——那个男人的前妻，得到了针对他的保护令。我的意思是，我不明白他为什么在法庭上。她们还需要从他那里得到什么？那个男人已经无法再伤害她了。"盖伊看着我然后继续说："那个女儿十六岁，她把自己的故事都发在社交媒体上，说她的父亲有多糟糕。这感觉不对。太乱了。"他最后说："我真是不走运。你能相信我今天要处理的是这个案子吗？"

"很创伤。"我说。

盖伊看着很困惑。"有点，"他回答道，"我的意思是，那个男人是个混蛋，这是肯定的，但他是个坏人吗？他是他女儿描述的魔鬼吗？我不觉得。"他停下来看着窗外。

"你刚才在想什么？"当他又转过来看我时，我问道。

"我不知道，"他说，"我不确定该怎么想这件事。我脑子里有噪声。我希望我能停止思考——我的意思是，显然她那么恨她的父亲，我对他感到遗憾。"他继续说："她在 Instagram 上写着：希望他死。我猜我能明白这个。我曾经也希望我父亲死。"

"是这样。"我说，小心地踏进他的童年。

虽然大部分孩子都害怕失去父母，但我往往听到来访者描述小的时候他们希望父母死。家长是孩子赖以生存的依靠；那样的愿望会出现，通常是因为家长已经威胁到孩子的身体或情感。这个愿望可以让孩子感到不那么无助，他想象他可以让家长消失。它表达孩子的悲伤和愤怒——两种互相融合和混淆的感情。孩子感到既无助又气愤难忍，他无法处理。被虐待的儿童通常很难调节他们的攻击性，因为在他们的家庭里，愤怒以失控的形式表现出来。爱和恨交织，你爱的人也是你恨的人。

我注意到盖伊的情感开始翻涌。他需要休息一下。

"太恶心了，"盖伊说，"我气炸了。"他突然站起来："抱歉，我需要用卫生间。我马上回来。"

几分钟后他回来了，微笑着。"你有没有注意到我说要炸了然后得去小便？"他开玩笑道，"你看我知道怎么给自己做咨询。"

他传达的意思是我教会了他什么，但他也不依赖我，他自己能行。掌控自己生活的能力对他来说至关重要。这是他唯一感到安全的方式，他需要确保他在我们的咨询中也可以掌控。我又意识到是盖伊，而不是我，结束每次的咨询。当他感到不堪承受时，相比转向我寻求安慰，他选择撤退。

"我需要自己待一会儿，平静下来。"他说。我知道陪审义务中发生的什么事情唤醒了他的儿童创伤。"当我是个孩子的时候，我会在洗手间待好几个小时。每次父亲一生气，就把我和哥哥锁在里面，他总会那样。他把我们锁好几个小时，我学会了坐在地上等。我默默想，我恨这个人。我希望他死。"

盖伊不看我。"你知道吗？"他说，"有时，当我的朋友来我家，我们发出点声音，我会听到他突然喊我的名字。我知道他又生气了，会再把我锁在卫生间里。我没有办法。我只能做他叫我做的，否则他就会在我朋友面前吼我打我。他把我锁起来的时候，他们还在我的房间里等我，不知道我消失去哪里了。太丢人了。"

盖伊第一次对我讲他的童年。他的脸很严肃，没有任何表情。我默默地听着。

他讲话时，我慢慢注意到我的身体开始感到疼痛，我有一种想在椅子上换个姿势的冲动。我看着盖伊也在他的椅子上不舒服地扭动，不明白我们双方在各自的身体里感受到的是什么。

"所以你才想逃跑。"我说，想起他对我画中模糊轮廓的解读，"你想逃跑的愿望其实是一种希望。"

盖伊点头。"作为孩子，我当时什么都做不了。我没有任何地方可以去，任何人可以投奔。"他安静地说。他解释说他的母亲害怕父亲，无法保护他和他的哥哥。

"我唯一的希望就是想象有一天我可以逃离所有，在另外一个国家找到一个新家。我可以逃到一个没人能找到我的地方。"他继续说，"和我那个看上去总是特别害怕的母亲一样，我学会了隐藏，安静，确保我是隐形的。"盖伊直视我的双眼。"我不知道怎样对你解释，"他说，"我父亲是一个很病态的人。你不得不理解，那不是他的错。他就是那样成长的，他的父母、祖父母就是那样成长的。他不懂其他的任何方式，他相信那是正确的养育孩子的方式。我不生他的气。"

我听得出来盖伊的矛盾。他陷于认同他的父亲与想和他不同的两难中。他不想生气，因为愤怒让他太像他的父亲。但是区别于法庭上的那个女儿，他对那位父亲更感到同情。

安娜·弗洛伊德提出的"对攻击者的认同"是儿童面对虐待时使用的防御机制。受害者不只是觉得受威胁和无助，还试着通过接受施虐者的思想和行为来解读和控制现实。通过模仿施虐者，孩子把被动转化为行动，与其只是做个受害者，不如也成为伤害他人和 / 或他自己的人。这些孩子在认同他们父母的同时，内心深信父母的愤怒和惩罚是他们应得的。

所以毫无意外地，像盖伊的父亲一样，许多暴力的父母曾经也是被虐的孩子。盖伊不只感到气愤；他还在试图明白周边的世界，判断谁是坏人谁是好人。未被处理的伤害让这个代际循环继续。每一代都认同上一代，盖伊到了一个这些代际矛盾不得不浮现的阶段。在对过去的忠诚和对未来的希望之间，在与他祖辈的连接和发展新的别样关系的机会之间，他感到被撕裂。像他儿时一样，他又被囚禁了，但这次是他自己把自己锁起来。

疗愈——打破伤害的循环——通常也充满了对可能的变化的抗拒。这个可能性强调努力争取未来自由的部分和与过去前几代连接的部分之间的冲突。疗愈是一个充满矛盾、负罪感和羞耻感的过程。在这个让我们通往自由的痛苦的过程中，它让过去的鬼魂重现，挑战我们内在的自我认同。

盖伊停下来看了一眼他的表。"我不想再继续说这个了，"他说，"现在说这个有什么意义吗？我们无法改变过去。"

他开始收起旁边桌上他的东西。他拿着钥匙看着我说："加利，最后我还是拯救了自己。我在纽约已经有差不多二十年了。我能逃出来。"

我知道要花一些时间才能处理所有这些浮现出来的感受。为了试图生存，盖伊搬到纽约，但是他的过去追着他———如既往。

他把钥匙放回桌上。"我们还有五分钟，"他说，"明天我还要再去履行陪审义务。我希望你能和我一起去。"他开始大笑。"我只是开玩笑。我不想让你被迫听那个女孩描述她的童年。真是残酷。"

"我知道我们今天的咨询很残酷，"我说，"我推测你一直都想有一个可以和你一起保护你的母亲，让你觉得安全，帮你勇敢。"

他再一次看表。"我们时间到了。也许这周我应该再来一次。"他说。向他的痛苦又迈进一步，而不是远离。他是勇敢的，我想。

我们计划周四再见。

*

那晚我做了一个梦。盖伊和我在一个大城堡里。我们两个都戴着矿工帽，两人都拿着手电沿着楼梯走向地下室。显然我们在寻找什么。

"我带你来这里救我的哥哥，"盖伊说，"他被囚禁了。"

城堡很暗，我担心我们已经迷路了。盖伊说他很害怕。"咱们逃跑吧，这里全是鬼。"他说。

"我们要勇敢。"我听到自己说，对他或是对我自己。

过去的鬼魂控制盖伊的生活。我知道他和我处在一个过程中，重温他的创伤，聆听他曾经的那个小男孩，他为了挽救自己的生活而逃跑，丢下的那个小男孩。现在我们需要用手电照亮所有丢在他生命的地下室里的东西，所有让他停滞不前、阻碍他生活和真正去爱的东西。

周四那天很温暖，盖伊微笑着走进来。

"你看到今天和周一的天气有多不一样吗？我告诉你，生活有多么无法预期。我的心情也变了。很抱歉周一的时候我那么情绪化。"他看着我，然后突然大笑。"你脸上的表情真是好玩，"他说，"我打赌我知道你在想什么。"他继续说，他的语气调侃又温柔，"你在想：'你道什么歉，傻小子？'"

我微笑，知道我对他怀有的母性情愫，也意识到他从我的脸上看出来了。他是对的，我在想他在道什么歉。

"星期一的时候，你让你曾经的那个男孩发声了，"我说，"那是我第一次听到那个男孩。他敏感，脆弱，备受创伤。"

"他被囚禁了。"盖伊的话让我意外，他变出了我梦里的画面。"我今天等不及来这里。我想告诉你我做了一件大事。"他停顿，我还没来得及问他什么意思，他接着说，"星期二在法庭上我投了那个父亲有罪。"他听上去很骄傲。"我直视他的眼睛，第一次在我生命中没有感到恐惧。我想起了你，然后对自己说：'你知道吗？感到糟糕的不应该是我。应该是他。'"

我们沉默坐着。我知道对他来说反对他的父亲有多难，让他记起自己的童年，保护他曾经的那个受伤的孩子有多痛苦。盖伊想"带"我去法庭，因为他从未有过一个能够为他辩护的家长，因此，他担心他无法为自己辩护。

盖伊打破沉默说："我想到自己是孩子的时候曾经怎样藏在房

间里，试着不出任何声音，甚至都不呼吸，这样我的父亲就不会注意到我。想到这些我就觉得尴尬。我曾经恨自己像母亲那样懦弱，不能保护自己，像父亲那样感到气愤。当我藏起来而哥哥拉姆成为父亲的主要目标时，我感到羞耻。"盖伊停下来看了一眼表。"啊——我们还有一点时间。"他说。

"你知道吗？昨晚，从法院回来之后，我有一个想法。我意识到拉姆——我的哥哥——是那个女孩，那个女儿。"

"何以见得？"我问。

"和她一样，他还击，他不害怕。我从边上看着他，嫉妒他那么勇敢；但我也觉得有负罪感，因为我父亲打的是他，因为我可以藏起来。后来有一天，当拉姆大概十四岁的时候，和我父亲差不多高，他放学后带了一个女孩回家，我父亲很生气，当着她的面打他。我通常会道歉，拉姆非但没有道歉，而且慢慢走向他。他把手指放在父亲的额头上气愤地低声说：'你，如果你再碰我一次，我就杀了你。你听见了吗？'父亲退后一步，拉姆也走开了。我想那是父亲最后一次打他。我记得母亲和我也走开了，好像什么事情都没发生过。真是难以想象，他们如何交换了角色，我哥哥成了攻击者。我记得我突然为我父亲感到生气。我几乎想帮他。这他妈多荒谬！"盖伊的音量提高了。"我到二十岁的时候就离开了。抱歉，我必须得离开。我只能那样。"他生气地说。

"你抱歉什么？"我问。

"你什么意思？"

"你刚才又说了一遍'抱歉'。"

"是吗？"盖伊怔怔地看着我，"我猜我说了吧。我猜我觉得有什么需要道歉，是吧？也许我觉得那样离开把他们所有人都丢下不好。一家子病态的人。我救了自己，但他们怎么办？"

我们对我们所依恋之人的忠诚，让我们的一部分与他们同在，即使在我们离别之后。我们的父母往往会住在我们心里，根本不需要我们的准许。我们和他们之间的关系，是我们的第一段关系，我们之后的关系，也只存在于和他们的对比之中。

盖伊不得不搬走，但是他还纠结于离开与存在的负罪感中。随着时间的流逝，我从他身上更多了解到，他还无法在纽约创造一个足够安全的家，或者有亲密关系。他不确定他是否能够爱或者相信别人，并且他笃定不能相信自己能够让他所爱的人远离他继承的残暴和伤害。独处似乎是最好的藏身办法；毕竟，隐藏是唯一的生存方式。

在我们第一次咨询中，盖伊藏在他的灰色冬大衣里，他告诉我他调查过我，好奇我曾经是谁以及我离开的那些人。他质疑咨询是否适合他：他是否能有一段诚恳的关系，让他在感到被理解的同时不感到过于脆弱或者受威胁？他是否能够治愈自己那个曾经被伤害的男孩，同时不感到耻辱和羞愧？他还能恋爱和被爱吗？

　　盖伊开始咨询一年之后，在一个下雪的日子，他走进我的办公室，点头，轻轻地说："我想我正在适应这样的天气。"

　　他脱掉大衣微笑。我们都意识到有些不一样了。

第11章　未经审视的生活

爱丽丝比她的实际年龄看上去年轻。也许是因为她的黑色长发，也许是她第一次咨询时穿的运动裤和运动鞋，让我觉得她还是个女孩。她庆祝完自己的 44 岁生日之后马上就来找我了。很快她的年龄成为一个话题。

爱丽丝认识阿特的时候三十八九岁，我了解到，那时她刚离婚，她担心自己可能年龄过大要不了孩子。

"我不在乎婚姻，"她在第一次咨询时告诉我，"我五岁时父母就离异了。他们的离婚很糟乱。我父亲正式再婚之后，他就和我们的生活无关了。"

我问她"正式再婚"是什么意思。

爱丽丝翻起眼睛。"这不是我来咨询的原因，但我猜这和我正面临的事情有关。"她说，"我的童年很烂。再说一次，我来这里不是为了这个。"

"你为什么来这里？"我问。

"我们要有孩子了。"爱丽丝说。我有些意外，因为她看上去一点都不像怀孕了。

"我们试着怀孕好多年了。我只告诉你一个人，从我们开始在一起的第一个星期，我们就知道我们想要孩子，但是我怀不了。我试了所有的办法。许多次人工授精。"她转向我，"你知道那有多贵吗？我们全家都在经济上帮助我们。我母亲和她的丈夫把他们的存款给我们，阿特的姊妹也给我们钱。我羞于告诉你数目。你坐在候诊室，左右环顾，心想：'所有这些优越的人，我猜我现在也是其中的一个了。'所以你可以想象不成功的时候有多糟糕。我不仅不能怀孕，甚至花巨额也办不到。这就是我所谓的不好的基因。"

"等一下。"我试着让她放慢速度，以确保我明白她的意思，"所以你二十几岁的时候结过婚没有孩子；后来三十几岁的时候你离婚了，然后遇到了阿特，并且马上试着怀孕……"

"正是，"她打断我，"阿特和我之前都结过婚，但是我们之间的爱是我们之前都未曾经历过的。从我们第一天见面起就非常强烈。有一天我会告诉你的。"

"你来这里是因为你要有孩子了？"我问。

"正是，"爱丽丝确认，"另外一个女人会生下我的孩子。"

"代孕[1]母亲？"我推测。

"是的。我们也有一个捐卵者。她不是我亲生的孩子。还有，是个女孩。"她接着说，确保我收到所有的信息，但我看不出她的情绪如何。

爱丽丝继续说："所以你看，创造这个孩子牵扯三个女人：一个捐卵，一个代孕母亲，还有我——目前没有角色的女人。第四个人是阿特。这个孩子会是他亲生的。我有没有告诉你他在第一次婚姻中有一个女儿？丽丽。她特别棒，所以我们知道他的基因很好。"她微笑。

"哦，还有一个细节，"爱丽丝继续说，"为了做人工授精，我们已经清空了所有人的银行账户，我们还需要想办法支付代孕母亲。我们申请了贷款，但是它可荒唐了。我也会告诉你的。"

"我们有很多要谈的，"我说，"你对所有这些有什么感受？"我试着靠近她的情感挣扎，我认为爱丽丝来这里是为了探索这个。

她不回答。

"我不知道，其实，"她安静地说，"我不知道自己对这个有什么感觉。有时候我对自己很失望。我感觉受伤，我是个失败者，我不是这个孩子的任何人。其他的时候，我感到宽慰。首先，因为怀

---

1 在美国，部分州允许合法代孕。我国明令禁止以任何形式买卖精子卵子、受精卵及胚胎。

孕和生产听上去并不有趣。它不是一个我错过了会感到伤心的事情。但真正的原因——我知道听上去很不好——是我宁愿有一个不携带我基因的孩子。这样对她可能更好。"

我让她再跟我多讲一些。"你为什么不想让她有你的基因？"

"我来自痛苦，"爱丽丝说，"它在我们的 DNA 中。霉运和创伤。我的母亲有最痛苦的童年，像是一部烂电影。她八岁左右时随家人移民到美国，她的母亲在路上去世了。他们只能拖着她母亲的尸体直到找到地方埋葬她。我的母亲可能被她的祖父性侵了，但是我家里没人提及这件事。你看，当我说创伤，我的意思是真正的创伤。我之前没咨询过。我的母亲也从来没有咨询过。"

"所以你在这里是为了你们两个。"我说。

"正是，"爱丽丝回答，"也许如果她当初能停止这样悲惨的循环，我就不会这么担心养育另一个将要成型的悲惨的女人。我从我母亲身上继承了霉运，我最不想要的就是有一个会继承我霉运的女儿。"

"另一个悲惨的女人。"我重复她的话。

"正是，"她说，"我母亲永远都不会承认她是悲惨的。所以她成了一个嬉皮士，如果你明白我的意思。她脸上总挂着微笑。她认为我们应该关注于我们的自我疗愈和灵修之路。但同时，她从来都不开心。她有一个备受创伤的童年，两次失败的婚姻，一场失败的事业。我小的时候，她整天和我在家。她曾经常说她多喜欢那样，她给我梳那么多次头，她成了梳头专家。我原来总有长长的卷发，很难梳，她那样说的时候让我很讨厌。我能感到她的嫉恨。我记得一天在学校的聚会上，家长们需要自我介绍。我的母亲，脸上带着甜美的微笑宣布：'我是爱丽丝的妈妈，我是一个专业梳头的。'我当时想死。"爱丽丝看着我，确保我意识到她母亲隐藏的刻薄，尤其她怎样用微笑隐藏。

"同时，如果可以的话，她每次就会消失几天。她会把我和同母异父的弟弟交给继父，自己去静修。回到家后，她会和我弟弟睡。有好多年我都以为她是为了哄他上床，因为太累了就睡在那里，但是我长大之后才意识到，她是不想和我的继父同床共枕。"爱丽丝说，"母亲从不承认她实际上不爱我的继父，他是个妥协的选择。她需要丈夫，因为她太害怕，不敢一个人。我对她感到特别遗憾，因为她不能有她想要的人生。我曾经因为这个责备我的继父。我猜我曾希望他让她开心，这样我就不必那样做了。"

爱丽丝说得很快，几乎没有任何停顿。她玩弄她的指甲。我注意到她在咬她的指甲角质，直到流血。

"别误解我。我认为毁了我母亲生活的主要的人是我生父。"她继续说，"我恨他。然而我母亲从不生他的气，她发现他有外遇后不生气，甚至他为了那个女人离开她，她也不生气。她曾说他伤了她的心，抛弃她，让她那么痛苦，是因为那让她想起了她八岁时自己母亲的去世。我母亲从来没从我父亲的事情中走出来。他真是糟糕。我有没有告诉你他另有一个家庭？"她说着，看向她的手表。

我发现自己无法呼吸。爱丽丝一直在说，我有太多强烈的感情没有时间消化。我推测我正在感受的是她一直经历的。她帮我从心里了解她，和她一样，我觉得承载了太多的信息。我没有办法让事情停止，去理解或处理这些信息。

到了第一次咨询的最后，我有许多问题。我意识到爱丽丝间接地建立了一些连接，涉及她母亲备受创伤的过去，她自己的霉运，以及希望她未出生的女儿不要重复同样的未来。

爱丽丝和我计划每周见两次。

*

几天之后，爱丽丝来了，让我意外又宽心的是，她从上次结束的地方开始。我问她对我们第一次咨询有什么感受，这是我第二次咨询时通常会问的问题。但是爱丽丝传达给我一种紧迫感。她赶忙坐下，然后马上开始讲话。

"基本上讲，我父亲有另外一个家庭，"她说，"他和另外那个女人有孩子，当我母亲发现之后，他就离开我们了。我具体不知道她是怎么发现的，但你可以想象这给她的创伤有多大。我们上次讲到这里，对吗？"

我点头。"上次你告诉我你母亲的过去，"我说，"还有你父亲的抛弃让她想起她儿时失去母亲。你描述她解离的愤怒，还有你为她多么生他的气。"

爱丽丝看上去有些迷惑。"我猜是这样的。"她说。我意识到我这样的说法让她觉得新奇。

爱丽丝开始探索她对母亲的认同和深切的忠诚。母亲是抚养她的家长。

"她是一个勇敢的女人，怀揣许多痛苦，但还能够原谅他，甚至祈求他的幸福，"她说，"她比他豁达。你知道吗？在她发现之后，她的家人曾叫他'魔鬼'，但是她会制止他们。她会说：她抱歉自己不是一个足够好的妻子，没有给他提供他所需要的。有许多年，这让我感到特别生气。我看到她眼里的悲伤以及她挣扎着从他的背叛中恢复。我青少年的时候曾发誓永远不会和那个男人讲话，并且永远不会原谅他。坦白来讲，是她尝试说服我说他是我的父亲，我应该试着了解他。但是她越这么说，我越生气。

"'我对这个混蛋没兴趣。'我会说，而且我从不回他的电话。

"一开始，他会每天给我打电话。我当时只有五岁，我会跟他说一分钟，因为我母亲逼我那样。之后，当我上初中时，他会每周打一次电话，我会说我很忙，不回他。到了某个阶段，他就不打电话了。他和那个女人有新的生活，似乎对他来说，我已经不存在了。"

爱丽丝一直讲话。她跟我讲她的童年，她讲得越生气，我越觉得伤心。

"我有没有告诉你大概一年前我联系我父亲了？"她问。"我想我当时已经准备好听他的想法。他收到我的消息很兴奋，我们见面的时候他超级紧张。他说他会竭尽所能和我保持联络并且修复我们的关系。但事实是，没有什么可修复的。我那时意识到他已经不是我的父亲了。我现在是个成人了，他错过了我的童年。他只是一个陌生人，和我没有任何关系，除了血缘上。"我看到爱丽丝在思考，然后她说，"我希望你明白我母亲从未鼓动我拒绝他。这是我自己的选择。"

爱丽丝第一次开始意识到她儿时失去了什么。她保护和忠诚于她的母亲，疏远她的父亲。爱丽丝小时候曾觉得父亲并不重要。她有一些和父亲关系好的朋友，她对他们并不嫉妒，她相信只要她和母亲互相扶持，没有他，她们会更好。

潜意识的动机在幕后塑造爱丽丝的生活，重复她母亲的历史。她相信她遗传了母亲的"霉运"基因，其实是她对母亲的认同，还有潜意识中试图疗愈她的母亲，让爱丽丝经历母亲经历过的同样的心理痛苦：女儿失去家长的悲剧。母亲的创伤在爱丽丝的童年重现，和她的母亲一样，她也失去了一个家长，在单亲家庭长大。

爱丽丝的失去和她母亲不同的是，作为女儿，她并没把这看成是个悲剧。通过这样的重现，爱丽丝和她的母亲可以一起重温母亲的历史，但是这次有假想的控制；爱丽丝认为结束和她父亲的关系是她自己的选择。她不像她的母亲一样感到悲伤，她感到生气。她没有被别人抛弃，而是抛弃了别人。爱丽丝和她的母亲潜意识中有同样的愿望，修复母亲的创伤并且疗愈她。

对于失去父亲这件事，爱丽丝保持视而不见甚至不屑一顾。悲痛和伤心再一次只属于她的母亲——是母亲失去了钟爱的丈夫，爱丽丝成为她情感上的看护人，变成了她母亲自己从未有过的母亲。直到现在，当我们尝试区分她母亲的需要和她自己的需要时，我们才第一次开始质疑在爱丽丝的家庭关系中，她实际上有多少选择。

"我母亲再婚了，但是她仍然不开心。她儿时的创伤总在那里让她脆弱伤心。她从未停止过悼念她的母亲，她也一直都没从我父亲对她的抛弃中恢复。"

爱丽丝潜意识中与她母亲的创伤连结在一起。我意识到当她试图明白关于自己和身边人的真相时她有多困惑。她的父母双方都以不同的方式伪饰，她纠结于从他们那里收到的双重信息，她母亲解离的气愤，她父亲的欺骗，她也纠结于自己因为防御她深藏的脆弱而产生的攻击性。

爱丽丝停下来搜寻她的口袋。她找到了皮筋，然后很快把她长长的黑发扎起马尾。她看着我微笑。

"我母亲现在快七十岁了，她还像小女孩一样编两条长辫子。我告诉过你吗？"她问。

在那一刻，我脑子里闪过一个念头。我猜想她母亲是否嫉妒爱丽丝儿时有母亲。她的母亲是否需要让自己一直看上去像个小女孩，希望有一天她也会有母亲来照顾她，给她梳头？

那些曾经失去自己的母亲或被自己母亲苛待的母亲会嫉恨她们的女儿有她们自己未曾有过的母亲，这并不稀奇。在咨询中，母亲经常会探讨这样的情感，说女儿比她拥有的更多；她嫉妒她的女儿有她那样的母亲。

当我试图了解爱丽丝母亲的心理时，我意识到在咨询中，我怎样从分析爱丽丝转变到分析她的母亲，我推测在潜意识中我已经不可避免地分析她和她母亲以及她们之间的纠缠。我在执行她的愿望去疗愈她的母亲，让她的母亲更坚强。我就这样成了她母亲的咨询师——她母亲的母亲——爱丽丝梦想着能够把她的母亲交给我照顾，这样她可以离开，组建家庭并成为一个母亲。

"我无法忍受伤害她的感情，"她说，"或许她也可以和你咨询。或许她可以处理她的创伤，因为如果我试着跟她说，她就会马上哭着说："我尽我所能做个好人、好母亲。'你知道吗？我相信她。她是个好人，而且我爱她。我知道她已尽她所能。"

　　爱丽丝的母亲需要感到自己是受害者，而不是她经历的创伤事件的始作俑者。做个好人意味着不生气。相反地，爱丽丝不做受害者时感觉会更好。与其伤心，她更愿意生气。她们这样的防御分歧是因为爱丽丝试图和母亲不一样，她要积极地掌控她的生活。

　　"我非常努力试着和母亲不一样，但我和她太像了。这是问题所在。"她说，"我喝的母乳是她的，它塑造了我的身体和心智。除了她，我不属于任何人。我没有过父亲。我的继父是个局外人，内在的圈子里只有母亲和我。是的，我痛恨做一个受害者，我也曾有过非常悲伤的童年，我也离过婚。我的运气如此糟糕，让我不能像其他人那样通过性交怀孕。我需要经过一次地狱。我不想让任何人烦我，就像我母亲曾经希望的那样。她总想离开我们去静修。我不想让我的婴儿有同样的未来。她会有阿特的基因，他很棒。"

　　爱丽丝深吸一口气。"现在你知道我为什么来这里了。"她用儿童的语气说完这句话。

　　我们能看到过去和未来，上一代和下一代之间清晰的连接，爱丽丝在中间试着把两者搭建起来，通过疗愈她的母亲解放她自己，通过了解过去创造一个更好的未来。

*

婴儿两个月后就要出生了，爱丽丝觉得还没准备好。

"也许我开始这个过程太晚了，"她说，"在她到来前，我还有许多事情要告诉你，跟你谈。"

我问她为什么这么急迫地想在婴儿出生前解决所有问题。

爱丽丝很沮丧。"你不懂，"她说，"这很紧急。我有那么多决定要做。我突然有许多感受，晚上有那么多奇怪的梦。我担心钱，担心要怎样还清贷款。

"有人说钱不重要。"爱丽丝继续说，听起来又很失望，"但是你有没有注意到说那些话的人通常是有钱人？当你需要又没有时，钱其实是非常重要的。"

我在思考爱丽丝谈及金钱时这样开放的态度。性和金钱这两个话题通常是人们试图避免的，不仅在他们的生活中，在咨询中也一样。这些话题充满了虚伪和谎言，因此对于人们不情愿表达的感情和需要，这是很好的藏匿之处。任何不受欢迎的感受都可以通过性和金钱表达出来：攻击性，敌意，对征服和权力的需要，还有脆弱，自恋和创伤。

比如性，即使当它是在表达敌意时，也可以被看成做爱。和金钱一样，性也可以用来控制他人，补偿情感上的不安全感，表达或者隐藏痛苦。避免谈及金钱和性可以让我们掩饰任何消极的感受。比如在咨询中，对心理医生消极的情绪可以通过推迟付款表达出来。当我们太尴尬于谈及金钱，我们可能会错失机会，去发现和处理来访者想藏匿的情感。

爱丽丝谈到生产过程的花销，探索她在经济上，同时也包括情绪上可能无法承担的所有事情，以及对这些事情的感受。巨大的经济压力是她背负的更宽泛的自我怀疑和羞耻感的一部分。

当生产过程涉及这些交易性或者医疗化的方面时——当它的过程不是在夫妻的床上——它往往会打破婴儿"由爱而生"的浪漫愿望。受孕的困难会以许多不同方式给人带来强烈的羞耻感，唤醒最阴暗的恐惧，让人感觉自己是被摧毁的，诅咒的，糜烂的，破损的或者恶劣的。这是很深层的伤害，触及人对其身体和存在的最根源的不安全感。

和许多人一样，纠扰爱丽丝的感受是她的无法受孕可能在预示她不应该有孩子，她不配有，并且她不会是个好母亲。她尝试推开这些痛苦的感受。她把自己看成破损的，有不好的基因，以防御她的失望。她不仅对自己失望，还总想着她怎样在让别人失望，尤其——我后来了解到——对代孕母亲。

"我觉得她想让我参与这个过程，但我总是忘了给她打电话。我觉得很有负罪感，我不关心她或者婴儿。我听说有的人每隔几天就会和他们的代孕母亲聊天。我只是偶尔给她打电话。我要问她什么呢？她感觉怎么样？当然，我可以那样，但那样会很假。我并不想知道她具体怎么样。现在我要做的最艰难的决定是她生产的时候我是否应该在那里。我的意思是产房，"她澄清道，"你觉得呢？"

"我觉得当别人怀着并且以后会生出你的孩子时，你很难假装相信这只是简单和快乐的。它唤醒许多情感，积极的和消极的。你可能会感到被侮辱和失望。"我说。

"正是，"爱丽丝表示同意，"终于有人明白了。很多人不懂。他们说他们多为我高兴，我们将要有个孩子，这多么令人兴奋，好像所有都是好的。一天我的朋友告诉我说：'你一得到这个孩子，就不会记得她是怎样来到这个世界上的。'无稽之谈。"爱丽丝听上去很生气。"有的人真是蠢，或者他们为我感到遗憾，试着安慰我。但那并不真诚，让我觉得自己完全隐形。好像他们不明白我经历的是什么。还有，当她生产时，如果我在产房，我会觉得从头到脚都很奇怪。如果我在生产，我不会想要什么女人在那里盯着我双腿之间看。我想保护成全她的隐私。我不知道。你觉得她会感觉怎么样？其他人是怎么做的？"

我认为爱丽丝害怕见证另外一个女人生出她的女儿，那可能会让她太痛苦。

"我觉得你担心在产房那里你可能会有的感受。"我说。

"我会是个局外人。"爱丽丝说道。她沉默了一会儿，然后又补充说："现在我明白父亲的感受了。他们不能怀孩子，他们也不能生出孩子，他们不能给孩子以母乳喂养。什么都没有。这带出我的下一个难题。"她继续说，提出许多和她同样处境的女人纠结的问题之一。

"我应该打激素吗？这样可以母乳喂养。你觉得呢？"

爱丽丝把做局外人和做父亲连接在一起，我顺势探索。她曾说她和母亲在圈内，她的父亲是个局外人。我意识到她目前的矛盾和过去的事情相关，过去爱的唯一方式是做个母亲，而不是父亲。她害怕无法生产或无法母乳喂养意味着她是个父亲而不是母亲，这让她纠结。性别二元化的问题是它让她对自己的认知没有流动性。这激活了不能做一个"真正的女人"的羞耻感，因此激活了她对成为她父亲的恐惧，父亲的爱让她无法信任。

"你担心你将无法爱你的孩子吗？"我问，把性别和爱清晰地连在一起。

"正是，"爱丽丝点头，"如果我不能生她，不母乳喂养，我怎么能知道我爱她？我不知道没有这些荷尔蒙，家长能否爱一个孩子。我的意思是，自然是这样规划的，女人会立即分泌催产素。"

"似乎你相信是荷尔蒙让家长爱他们的孩子。"我说。

"这真是让人失望，"爱丽丝悄声说，"我以为我已经想开了。

我怎么回事？和我母亲一样，我被卡在一个小女孩的状态里，还认为她的父亲不爱她，尽管我知道事情比这更复杂。"爱丽丝叹了叹气。"我明白你说的意思：在我想母乳喂养的愿望背后，我担心我不能像'真正的'母亲那样爱她，那是我曾经相信的唯一的爱的方式。"

"正是。"我听到自己用她的词。

爱丽丝看着我，我注意到她正在控制不让眼泪流下来。"我的父亲离开我之后再也没回来。我越生气，他就越退缩，直到他把我放弃了。他不再给我打电话，只是每年寄给我生日礼物和卡片，上面写着：'生日快乐，我的女儿。我永远爱你。'我曾以为他写那些是因为他不得不那样，内心深处他并不真的在乎。为了那个女人，他离开了我们，他跟她有新的生活，新的孩子，新的家。我不知道我为什么哭。反正我不在乎他。"

爱丽丝抽噎着。她为她多年前失去父亲而哭，为那个曾经相信只有她伤心的母亲才是唯一能够爱她的人的小女孩而哭。她哀悼她的无能，无法怀孕和生出她的孩子。爱丽丝充满了恐惧，害怕她无法爱她的新生儿，我们也意识到，她觉得自己是个很难让人爱上的女孩。

"如果她不知道我是她的母亲怎么办？"她擦干她的眼泪，"如果她不爱我怎么办？"

　　她的内心埋藏着如此多的痛苦，以及她惯于用恼怒和气愤掩盖的悲伤。她不想让任何人知道，她和她的母亲一样秘密地哀悼。她不想让她的女儿像她承担她母亲的悲痛那样不得不经历她的悲痛。她知道她的负担有多重，她担心她的女儿也会不得不继承那样的遗产。

*

　　"我把我们的咨询跟阿特说了。"后一周来咨询时，爱丽丝边走进我的办公室边说，"关于母乳喂养和激素，我们长谈了一次，好像我和你咨询之后又和他咨询。"她微笑着说："胜利了。我们做了决定。"

　　爱丽丝从她包里拿出一瓶水。她把它放在桌子上。"你注意到我有多焦虑吗？"她问。

　　"继续讲，"我问，"你怎么做的这个决定？"

　　"突然一下，那就不是什么艰难的抉择了。我告诉阿特，我意识到我想母乳喂养是因为我害怕没有那些荷尔蒙我就不能爱孩子，我告诉他我意识到我对自己作为女人的怀疑，而且这实际上是因为我觉得我的父亲不爱我，这个发现让我有多苦恼。阿特知道所有的故事，自从我认识他之后，父亲和我之间也改变了很多。我觉得他帮我认识到父亲是一个完整的人。你会喜欢这个，"她开玩笑说，"我觉得我爱上阿特的时候是我意识到他在离婚时有多害怕失去他的女儿丽丽。""这不是一个很好的心理连接吗？"她微笑着问。"他是那个我从未有过的父亲，并且当我爱上他的时候，我第一次背叛了我的母亲。"她说。我让她继续解释。

"就好像我母亲和我有一个秘密约定：我们是一家人。即使当我第一次结婚的时候。我的婚姻和她的很相似——不是轰轰烈烈的爱情，而是觉得这是一个女人应该做的事情。我虽然结婚了，但我还是她的。我们曾计划如果我有孩子我会搬家，住得离她近一些，她会帮我抚养我的孩子。好像她是我的伴侣。但是后来我认识了阿特，那是一个双重背叛。"爱丽丝看着我，猜测我是否能把这些都搞清楚。

"背叛是因为你真的爱上了他，他成了你的伴侣，而不是她。"我说，"但是还有什么其他的？为什么是双重？"

爱丽丝闭上双眼。她说话，没有看我。

"当我认识阿特的时候，他还在婚姻中。是这个原因。我刚刚离婚，阿特已经搬离了他的家人，但是从法律上讲，他还没有离婚。我曾经自认为非常确信的一件事情是我永远都不会和一个已婚男人在一起。那和我所有的认知相悖；那是错误的，原则性的。所以我试着疏远他。但是很难。我们当时在同一家公司工作，有一段时间我们被安排做同一个项目。我们每天都得说话，后来会通几个小时的电话。我们的谈话变得越来越亲密。阿特跟我讲他的分居，说那对他来说有多难。他有丽丽，她当时五岁。我父亲离开时，我也是同样的年纪。他讲到晚上无法和她在一起让他有多痛苦。我把我父亲的事情告诉他，父亲怎样背叛，离开我们，有了另一个家庭。他是我第一个分享所有细节的人。我甚至告诉他我母亲举行的那个仪式。"

"仪式？"我问。

爱丽丝睁开双眼看着我。"对了，我忘了我还没把这个告诉你。这是个奇怪的故事。当时我上一年级，父亲已经离开了，但他们还没有离婚。一个周日的晚上，母亲开车带我去他的办公室。我之前和爸爸去过那里很多次，但是那晚不同。她用他们在一起时就有的钥匙打开门。他的办公室和我记忆里的一模一样。我的父亲是会计，他的办公室在镇上一栋褐砂石楼房的二层，离我们住的地方大概一个小时车程。"

爱丽丝又闭上双眼继续说。

"母亲需要一个告别仪式。她对我解释说我们要向前看以继续我们的生活，因此需要一个疗愈仪式，让我们可以放手。她没有哭，但是我记得她看着特别伤心。当我们走进他的办公室时，母亲站在他桌子的正前方。她大声祝愿他有美好的新生活，然后把婚戒摘掉，放在他的桌子上。她收起有我们一家人照片的相框，把它们装进她的包里。之后她从包里拿出一个曾经放在我们家客厅里的小鸟的雕塑。那是他们结婚前他给她的礼物。她把它放在他桌子旁边的架子上。她把他们的结婚照和他忘了装走的集邮册放在他的椅子上。

"在我们离开前，母亲说她还有最后一件事情要做。她站在角落里拿着几张卡片，我能认出他的笔迹。我想那是这么多年来他给她写的生日或纪念日卡片。她低声说了些什么，我没听见，然后她把它们散落在地上。

"我们回到车里时，母亲问我感觉怎么样。她说我们现在自由了，这个疗愈仪式让她感觉好多了。我记得我说我也感觉好多了，但我是在撒谎。那天晚上我无法入睡。我哭了，但不明白为什么。

"阿特是我讲这个故事的第一个人。我记得他在电话那头的沉默。后来我意识到他在哭。我问他为什么这么情绪化，他说他不知道是因为这本身是一个非常伤心的故事，还是因为他太认同我的父亲，感到他失去我的悲伤。我对那个答案很感动，感动于他的善良，试着聆听我的故事而不是和他的混在一起。感觉似乎他是第一个考虑我感受的人。"

爱丽丝的声音变得温柔，她继续说："那也是我第一次想到也许我父亲是真的伤心。也许他也失去了什么。我知道这听起来有点奇怪，但坦白讲，当我不想再见他时，我从未想过他的感受。我从未设想过他在那个周一的早晨走进办公室时的感受。我从没想过也许我母亲那样做是为了伤害他，而不仅是疗愈她自己。即使当我现在说起这个都觉得是错误的。我不觉得她的意图是坏的。"

我听到爱丽丝是怎样通过阿特的眼睛，对她父亲的看法开始更细微。她开始把他和她母亲看成是挣扎于生存的复杂的人。

"和阿特每晚聊天差不多一个月之后，我们已经无话不谈，我同意在办公室之外见他。就那样开始了。"爱丽丝停顿了一下，"我们那天晚上在一起，也知道我们在日后的生活里想每天晚上都在一起。一个月之后我们试着怀孕。"

"你当时觉得你在背叛你的母亲。"我说。

"哦，是啊。"她回答道，"我当然马上告诉了母亲，她为我高兴，但是我知道我跨过了什么秘密的界线。我害怕，不敢告诉她法律上他还没离婚。我害怕她会把那看成是向我父亲的靠拢，会担心我可能会原谅父亲而离开她。所以我慢慢地告诉她。

"一开始她只是听着，和平时一样。她一直都是很好的听众。后来她问：'他是好男人吗，爱丽丝？'那让我很不舒服，因为我知道她真正想问的是什么。我知道她在想我的父亲，但是她不想给我添乱。她只是一直问他是否个好男人。

"'你为什么一直问这个，妈？他当然是。'我回答，她注意到我的烦躁。

"'我爱你胜过一切，'她说，'我想让你和一个好男人在一起。我希望你开心。有一天等你有了女儿，你就会明白的。'"

爱丽丝看着我。"实话跟你说，"她说，"那确实给我添乱了。它让我担心。我觉察到她的怀疑，我想也许她能看清阿特的什么东西是我看不到的。当我和他在一起的时候，我觉得百分百安全，但当我和她在一起，我感到她对他的疑心，那让我怀疑我自己的判断。"

我问她的母亲那么担心是否是因为害怕失去爱丽丝。

爱丽丝看上去有点好奇。"你知道阿特喜欢说什么吗？他说没人可以和我母亲分开。对他来说最有意思的事情是，我父亲不开心的时候，选择在母亲背后创造另外一个家庭，而不是离开她。爸爸只有在母亲发现后，没有其他选择了才离开。我的意思是——不要误解我——你得是个十足的混蛋，才能做出那么不道德的事情，但是那样的选择让阿特着迷。他说对于一个没有精神疾病的人来说，那样撒着谎过双重生活一定比离开难多了。相信我，阿特离开他的家庭时也很难，他并不是说这些都很容易。

"现在我的看法不一样了。我理解父亲怎样难以离开她，因为他无法承受伤害她的后果。你能理解吗？我肯定他甚至不能告诉她，他在那个婚姻里有多不开心，因为那会让她觉得很糟糕。我不是责备她，但我肯定他知道如果他离开她，他就会失去我，他是对的。他是个懦夫；而她用她的悲伤控制他，我猜她用同样的方式控制我们所有人。"

我明白，爱丽丝需要想办法接受她的母亲和父亲两个人，接受他们所有的不完美和错误，这样她才可以接受她自己和她的个人局限。她需要成为属于她自己的个体，可以自由选择，而不是一个陷在她父母世界里的女儿。

我也迟疑了，自问是否理解她的父亲实际上是在服从一个规范的结构，而不是一种自由。在接受她的双方父母、原谅她父亲的过程中，是否有真正的自由？或者这只是一种顺从父权秩序的方式，因为传统上男人有更多的权利，为此父亲不会像母亲那样被严苛地评判？我坐在那里，满脑袋的问题，看到爱丽丝纠结于打破她的认同二元论，她是应该像她的母亲还是父亲，她只能忠于他们之间的一个，我明白这对她来说是多大的负担，而且这让她一直像个小女孩，没有真正的能力去选择或长大。

爱丽丝拿起水瓶，装进她的包里。"咨询很累人，你知道吗？"她微笑说，"我从来不知道我有这么多可讲的。你有没有其他像我这样的来访者，一直说啊说，不让你插一句话？"

我微笑。我喜欢爱丽丝，也知道对她来说谈及她的童年这样挑战自己的固有模式有多难。

"我觉得更强大了。"她又说，我点头同意。

"好像我在把自己生出来，"她自豪地说，"而你是我的助产师。"

*

后一周我打开门时几乎认不出爱丽丝。过了一分钟我才意识到不一样的是她的头发，她把头发剪短了。

"你觉得怎么样，喜欢吗？"她听上去很兴奋，"有一天我问自己在我的婴儿出生前我想改变什么。还有，我们决定给她取名佐伊，意思是生命。"

爱丽丝看上去老了一些。我在想她给女儿取名佐伊和剪头发的决定，她一口气同时提及。我回想起我们关于头发的谈话：她母亲的长辫子，对于她的年龄来说不合时宜；她自己长长的卷发，很难梳理；还有她母亲对梳头的厌倦。

佐伊就要出生了。爱丽丝会成为一个母亲，她再也不像她的母亲了。剪发是象征性地剪断连接，在自己成为母亲之前分离出来；这样做让她的女儿有自己的生活，没有遗传的创伤。

我还没有机会告诉她这些想法，她就转身对我说："这周末我又有一个想法。告诉我你怎么想的。我在考虑接受我父亲的帮助，支付给代孕母亲的费用。"

"跟我详细说说。"我说道，想着新发型和这个新进展。爱丽丝正在重组她的家庭结构。她试图挑战这个以母亲和女儿为中心的家庭，为一个多成员的家庭创造空间。我知道她和我之间的过程也在这样演绎，爱丽丝确保我们的咨询中总会标志性地有一个第三者。

一开始是她一直分析的母亲，后来是阿特，她总会跟他分享我们的咨询过程。爱丽丝潜意识中试图避免大多数人在咨询中寻求的二人体验，在此，来访者和咨询师在一个私密的过程中成为有亲密治疗关系的一对。相反地，爱丽丝需要创造的是一个三角关系，首先她收纳了她的母亲和我，后来她收纳阿特和我。她需要创造一个架构，在那里她不需要只对一个家长忠心。这个关系让她儿时失去的原生家庭复原，也为她将要开始的家庭预演。

"这个周末阿特和我因为这个有一些争吵。"她说，我知道这是我第一次听到他们有争执，"我想我告诉过你，很长时间之前，当我跟父亲说起我们的不孕，人工授精和所有这些，他提出帮助支付一些费用。我很惊讶，马上说不要。我担心他想'贿赂'我，我不想让他控制我。所以尽管我们没有钱，我们还是选择从银行贷款。但是我父亲没有放弃。他一直说他想参与这个过程。我告诉他我会考虑考虑，但是从没回复他。"

"像你小时候一样。"我打断她说，她点点头。

　　"这个周末，阿特和我说起我的童年。我告诉他在咨询中我意识到我一直拒绝父亲想亲近我的努力。我就是不相信他。我对阿特说现在我的看法有些不一样。他明白我的意思，但是他说我仍然不让父亲进入我的生活，当他试着给我什么东西时，我都拒绝他。"

　　爱丽丝微笑说："你知道阿特有时说话多像个家长？他那样很聪明。"

　　我听出爱丽丝对阿特的家长地位有些矛盾的心理，我微笑点头。

　　爱丽丝大笑。"我知道，"她说，"他有时像家长那样讨厌。他争论说家长因为能够给孩子提供她需要的就会很高兴，这不总是一种权力行为，像我通常理解的那样。他说经济支持是家长表达爱意的一种方式。他说起爱的语言，以及每个人怎样有他们自己表达爱的方式，有的通过语言，有的通过行动，并非一个就比另一个好。

　　"我开始提高嗓音，说我父亲不应该为他的做法感到骄傲。他通过对母亲不忠来表达他的不幸福，这一点我不尊重。我说我宁愿他用语言而不是行动来表达他的感受。阿特说我完全错了，他说实际上爱的行动才是重要的，而不只是语言或者感受。他争论说诚实是人的语言和行为一致，我父亲的背叛很糟糕，因为他的语言和行为互相矛盾，但那并不表示他没有权利通过有爱的行动去尝试修复。阿特认为我父亲试着给我钱是因为他想告诉我他想弥补之前犯的所有错误，希望能够成为我的父亲，成为我女儿的外祖父；我对他的拒绝是在控制他，而不是反过来。

"坦白讲，我从来没有那样想过。我从未想过我在通过拒绝父亲的钱控制他，确保他不要太接近我。这让我想起你之前说的人在金钱和性这两个方面最有欺骗性和虚伪性。其实，父亲这些年来一直在经济上支持我和母亲。我从没谢过他，尽管我知道他并不富有，因此必须做一些牺牲。我从没谢过他送给我的礼物，他给我支付的暑假露营费用或者大学学费，也没谢过他对我毕业旅行的赞助。我不想觉得我需要他或者给他控制我们的权利。我觉得付钱是他的责任。实际上，我有时觉得允许给我钱是我在帮他，好像是我在给他什么，而不是反过来。现在我想换个做法，通过接受他的钱和感恩他的付出来给予他。你觉得呢，加利，接受他的给予合适吗？"

我想起对她母亲的背叛，猜测爱丽丝是否知道是她对忠诚的矛盾让她无法感谢她父亲给予她的任何东西。如果她让自己知道她想念父亲，需要他，她可能又会伤母亲的心。她不得不让自己忘记她的父亲。现在，她在征求我的准许，让他进来，原谅他。

爱丽丝情感上的成熟和她的语速一样快。我见证她给她的画面加入更多的颜色，开始充满了微妙的层次感，而不只是从前对父母分裂的黑白看法。她现在可以让自己把他们两个看成是为幸福而奋斗的普通人。她理解他们在离婚时各自怎样用不同的方式利用她，把她看成他们不愿意分享的有价资产。

我意识到爱丽丝对他们温柔的爱，以及因为他们无法重来而感到的痛苦；她想疗愈她的父母，让他们在一起，重新再经历一次童年。

现在她可以哀悼，治愈她自己的伤口，解放她的未来。

"我想让自己做我父亲的女儿。"爱丽丝说。

我明白她的意思。她不想到最后嫉妒她的女儿有她没有过的父亲。她不想重复她的历史。

一些人幻想一个人的生活是从婴儿出生时开始或结束，但与之不同，生活以及审视生活的过程是不断发展的。在爱丽丝一步步接近她的情感现实的过程中，她将会撕开和探索许多层次。在她女儿成长的每个阶段，她会重温自己的童年。她会对她的父母感到气愤，并且再次原谅他们。她会尽自己的最大努力，和她母亲当初一样，也会意识到她的最大努力并不总是足够好。她会犯错、会怀疑自己，发现自己过度矫正她父母的错误，也会重复那些错误。她会感恩他们给予她的，明白他们的自我认知以及处理过去创伤的能力是有局限的，并且她不得不为他们做一些功课。

爱丽丝永远不会忘记这个给予佐伊生命的痛苦且幸运的过程。她和我会继续寻找她的真相；她会试着承担她的过去，追问她对自己和生活还不了解的事情。

　　到最后我们才明白，最终我们自己经历的是未经他人审视的生活。

后记：一扇门打开

我们爱，投入生活，创造和实现梦想的能力与我们寻找情感真相，忍受痛苦和哀悼的能力息息相关。虽然我们疗愈的过程不同，但每个人都是从决定找寻开始，去打开那扇门，走向过去的伤害而不是转身离开。我们选择解析我们的创伤遗传，成为积极的推动者，把宿命转换为前途。

他人的秘密成为我们自己的谜团，我们的秘密也会不可避免地在他人的心智中找到藏身之处。这些秘密藏得越深，我们越发成为自己的陌生人，被囚禁，害怕自由地理解与被理解。过去的鬼魂活跃于我们的潜意识中。从某种程度上说，我们所有人都是那些无法言说的事情的守护者。

我们的遗传创伤自然地形成有其独特形状的伤疤。我们的意识像侦查活动一样，追踪留在我们心智中的鬼魂。这些意识慢慢地揭示过去怎样影响和控制我们的现在。未被处理的情感素材通常以看似神秘的方式在我们的生活中出现和重现。未经审视的人生会重复并且震撼几代人。不为人知的故事叫嚣着要重新演绎——它们坚持要发声。那些无法被清晰定义的东西强行进入我们的现实并不断重复。我们只能根据目前能看到的模式去探索和解析。

一次又一次地，人类的潜意识把我们带回错误事发地，希望一切重新来过，修复损害，疗愈伤者。我们认同前几代人——那些被伤害过的，被侮辱过的，已经去世的人。我们幻想治愈他们也是治愈自己。我们恳求从过去的痛苦捆绑中解脱。

然而，潜意识中想疗愈我们先辈的愿望往往会让我们无法哀悼那些我们不能修复、拯救或重来的所有一切：我们自己的童年，父母的痛苦，祖父母的创伤。正是哀悼和处理父母无法忍受的痛苦这一过程，可以给我们铺垫，去打破对受害者的认同。哀悼能够区分过去和现在，让健在的人与去世的人分离。我们哀悼我们无法控制的，因此我们哀悼自己不是无所不能，哀悼现实中的我们没有幻想的那么强大。我们情感的真相、终究的死亡、固有的脆弱和人类的局限让我们谦卑，允许我们探索我们真正是谁，去接受未来的可能性，满怀尊严地抚养下一代。

我在本书的开篇引用《耶利米书》的一段话表达希望终止代际痛苦循环这一愿望，希望以后"人们不再说：'父辈吃了葡萄，孩子的牙酸倒了。'"（《耶利米书》31：29）这是祈祷孩子们不需要承担他们父母生命的后果，并且希望可以处理和改变我们的创伤遗传。

许多年来，我们习惯了接受基因遗传是命运。生物学家认为环境因素对 DNA 的影响少之甚少，因此心理成长和我们的基因遗传曾一度分开。如今，表观遗传学领域给我们提供另外一个体系去了解先天和后天怎样融合，以及我们怎样在分子层面应对环境。它强调基因有"记忆"，可以从一代传给下一代。

这项新研究的影响是双向的：我们认识到创伤可以传给下一代，但心理工作可以改变和修正创伤的生物效应。加州大学圣地亚哥分校的精神病学教授史蒂芬·斯特尔（Stephen Stahl）认为心理治疗可以被视为一种"表观遗传药"，因为它改变大脑回路的方式与药物相似或可以与之互补。我们希望大家认识到我们的情感工作对我们、我们的孩子和孙辈的成长有深远的影响。创伤通过我们的心智和身体传递，复原力和治愈力也同样。

下一代承担的不仅有过去的绝望，还有希望，因为它们的存在证实他们的家庭延续下来并且未来充满可能。重温先辈的痛苦让我们借鉴创伤的过去以设想未来的可能性，设想一条轨迹可以从混乱到有序，从无助到有为，从毁灭到重建。这样说来，我们的工作也是为了处理和召唤过去的自由，同时期待未来的救赎。

当我们能够学会识别住在我们内心的创伤遗传，事情会开始明朗，我们的生活也会开始改变。慢慢地，一扇门打开，连通现在的生活和过去的创伤。在我们疗愈的过程中，之前看上去绝不可能的事情现在变得触手可及，痛苦减轻了，一条崭新的道路出现了——是爱。

致谢

本书献给已故的路易斯·艾伦，他非凡的智慧、爱的奉献和不断的支持始终与我同在。

我对我的来访者感激不尽，包括我描写过的和故事深藏于我心中的。感谢你们使我领会人类的心灵和我的自我认知。本书故事中的来访者帮助我修改细节，以掩饰他们的身份。感谢你们邀请我加入你们的历程，信任我写出你们的故事，并且满怀洞见又慷慨地阅读那些篇章。

我很幸运自己是纽约大学心理治疗和精神分析博士后项目的一员，这真是一个不可多得的团体。我尤其感恩所有阅读和评论这些篇章早期版本的我亲爱的同事、学生和朋友：杰西卡·本杰明博士（Dr. Jessica Benjamin）、卡丽娜·格鲁斯马克博士（Dr. Carina Grossmark）、乔纳森·斯拉文博士（Dr. Jonathon Slavin）、威尔莱达·柴科里博士（Dr. Velleda Ceccoli）、雅埃尔·卡帕里克博士（Dr. Yael Kapeliuk）、诺嘉·艾瑞尔·加勒博士（Dr. Noga Ariel-Galor）、劳伦·列文博士（Dr. Lauren Levine）、米拉弗·若斯博士（Dr. Merav Roth）、罗伯特·格鲁斯马克博士（Dr. Robert Grossmark）、伊法·艾坦·帕斯克博士（Dr. Yifat Eitan-Persico）、妮娜·思米洛（Nina Smilow）、艾弗瑞·莱德（Ivri Lider）、欧莱·威尔奈（Orly Vilnai）、艾维特·伍德斯（Avital Woods）、利马·兰尼亚多·提罗切（Limor Laniado-Tiroche）、克里斯汀·隆（Kristin Long）、吉米·莱尔森（Jamie Ryerson）和艾米·格鲁斯（Amy Gross）。感谢罗伯特·克兰吉利博士（Dr. Roberto Colangeli）和我分享他在表观遗传学和精神分析学方面的研究。感谢朱迪斯·阿尔伯塔博士对性侵那一章的帮助。感谢比阿特丽斯·贝比博士的启发，并且帮我编辑关于婴儿的那一章。感谢埃兹拉·米勒（Ezra Miller）关于性别二元论 [1] 的帮助和指导。

　　我还特别感谢梅兰妮·苏希特博士（Dr. Melanie Suchet）慷慨持续的爱与支持。

　　感谢史蒂夫·库切克博士（Dr. Steve Kuchuck）对本书珍贵的贡献，以及多年来的友谊和创意合作。没有你的才华、智慧和忠诚，我无法完成。

　　大约十年前，为了研究精神分析的"鬼魂"，我加入了纽约一个精神分析师小组，分析"鬼魂"出现在我们实践中的多种形式。我想感谢阿德里安·哈里斯（Adriene Harris）和整个小组：玛格丽·卡

1　性别二元论默认人的生理性别（sex）、社会性别（gender）、性别特质（sexuality）、性取向和性向认同天生一致，只有男性和女性两种，两性是区别明显甚至截然相反的。性别二元不仅指向两性对立，且暗含了"阳刚"和"阴柔"的二元对比，会导致关于性别的刻板印象和偏见的形成。

尔布（Margery Kalb）、苏珊·克莱巴诺弗（Susan Klebanoff）、海瑟·弗格森（Heather Ferguson）、麦克·费尔德曼（Michael Feldman）和亚瑟·福克斯（Arthur Fox）。

非常感谢我的经纪人艾玛·斯维尼（Emma Sweeney）一直扶持我，在这本书出生前就相信我。感谢你富有见地的建议和深切的关心。我也感谢福里奥文学管理公司的玛格丽特·萨泽兰德·布朗（Margaret Sutherland Brown）。

我深深感激莎莉·阿特瑟罗斯（Sally Arteseros）敏锐的眼光和无尽的奉献，能有你参与这份创作，我感到特别荣幸。

能有翠西·贝哈尔（Tracy Behar）做我的编辑和出版商，我觉得无比幸运。感谢你出色的工作，感谢你相信这本书，相信我。感谢你的仔细阅读、深切关注、周到引导和独特的能力，不仅回应纸上的文字，也寻找字里行间需要的文字。

感谢鲍勃·米勒（Bob Miller），我的基石和庇佑。感谢你和我一起不断探寻情感真相，感谢你总能发现我，感谢你用耐心和惊艳的智慧阅读我写下的每一个字。感谢你和我分享你极具天赋的思想和灵魂，并且用你的方式爱我。

感谢我无限钟爱的家庭：我的父母，淑茜和雅科夫·阿特拉斯（Yaakov Atlas），他们教会我所知道的关于爱与奉献的一切；感谢我的姐妹可伦（Keren），她是我第一个真正的见证者和支持者；感谢阿诗（Ashi）、阿娜（Anat）、塔米尔（Tamir）、米卡（Mika）和伊塔马尔（Itamar）；感谢我挚爱的继子女：本杰明（Benjamin）、拉斐（Raphi）、和奇尔雅·阿戴斯·艾伦（Kirya Ades-Aron），感谢你们和我一起经历所有，感谢我们永远是彼此的家人。

　　最重要的，我想感谢我的孩子：艾玛（Emma）、雅利（Yali）和米娅·考克（Mia Koch）。你们启发我，给我惊喜，感动我，每天都教会我新东西。感谢你们如此优秀，是我梦寐以求的最好的家人。

图书在版编目（CIP）数据

创伤遗传：心理咨询师和她的11位来访者/（以）加利·阿特拉斯著；赵雪译. —杭州：浙江大学出版社，2022.4
书名原文：EMOTIONAL INHERITANCE: A Therapist, Her Patients, and the Legacy of Trauma
ISBN 978-7-308-22114-6

Ⅰ. ①创… Ⅱ. ①加… ②赵… Ⅲ. ①精神疗法②心理干预 Ⅳ. ①R749.055②R493

中国版本图书馆CIP数据核字(2021)第261770号

浙江省版权局著作权合同登记图字：11—2021—301号

创伤遗传：心理咨询师和她的11位来访者

（以）加利·阿特拉斯　著；赵　雪　译

策　　划	杭州蓝狮子文化创意股份有限公司
责任编辑	张一弛
责任校对	陈　欣
封面设计	JAJA Design
出版发行	浙江大学出版社
	（杭州市天目山路148号　　邮政编码　310007）
	（网址：http://www.zjupress.com）
排　　版	杭州林智广告有限公司
印　　刷	杭州钱江彩色印务有限公司
开　　本	880mm×1230mm　1/32
印　　张	8.5
字　　数	156千
版 印 次	2022年4月第1版　2022年4月第1次印刷
书　　号	ISBN 978-7-308-22114-6
定　　价	59.00元